AF311167

EXAMEN COMPLET

DES

DOCTRINES MÉDICALES

QUI ONT DOMINÉ JUSQU'ICI L'ÉTUDE

DES

MALADIES DE LA PEAU,

SUIVI DE L'EXPOSÉ DES OPINIONS DE L'AUTEUR SUR LA CLASSIFICATION
ET LE TRAITEMENT DE CES AFFECTIONS.

PAR

L. V. DUCHESNE-DUPARC,

De Moulins-Lamarche (Orne),

ANCIEN INTERNE D'ALIBERT, A L'HOPITAL SAINT-LOUIS, PROFESSEUR PARTICULIER
DE PATHOLOGIE CUTANÉE, CORRESPONDANT DE LA SOCIÉTÉ DE MÉDECINE DE
LYON, DE L'ACADÉMIE DES SCIENCES, BELLES-LETTRES ET ARTS DE LA VILLE
DE ROUEN, ETC.

PRIX: 2 FRANCS.

PARIS,

VICTOR MASSON, LIBRAIRE, | A LA CLINIQUE DE L'AUTEUR,
PLACE DE L'ÉCOLE-DE-MÉDECINE, 1. | RUE DU PAON SAINT-ANDRÉ, 8.
(Librairie Audot).

ET CHEZ HAUQUELIN, RUE DE LA HARPE, 90,

1846

Paris. — Imp. de Edouard Bautruche, rue la de Harpe, 30.

AU LECTEUR.

Il n'est personne qui, voulant connaître l'état actuel de la science relativement à la pathologie cutanée, n'ait remarqué qu'il est peut-être moins long et moins difficile d'acquérir sur chacune des nombreuses affections qui s'y rattachent, des notions positives et pratiques, que de se familiariser avec les divers systèmes ou méthodes destinés à leur interprétation. Lorsqu'en 1837 parut mon *Nouveau manuel des dermatoses*, Alibert et Willan, représenté par Biett, étaient seuls à lutter pour la prééminence des classifications et des nomenclatures : il me suffit donc alors de mettre en présence les principes soutenus et proclamés par ces deux hommes célèbres, pour voir disparaître de l'étude de faits reconnus identiques, les difficultés que devait nécessairement entraîner la différence des noms et des cadres nosologiques.

Mais depuis cette époque qui jeta tant de lustre sur les cliniques de l'hôpital Saint-Louis, le zèle pour l'innovation, loin de se ralentir, semble devenu plus ardent que jamais; il ne se publie pas un traité, il ne s'ouvre pas un enseignement sur les dermatoses, sans qu'on y voie ces altérations présentées sous un jour nouveau. Ici, l'on retrouve diversement modifiés les principes de l'école de Willan; là, sont proposées des voies nouvelles d'investigation et d'étude : quelques auteurs plus modestes glissent leurs modifications sous forme d'*essais de diagnostic*, tant il est vrai que chacun tient à s'écarter de ce qu'on est convenu d'appeler le sentier de la routine, personne ne s'appercevant qu'il en résulte pour la science un état de véritable anarchie.

J'ai pensé que le plus sûr moyen de guider le lecteur à travers cette multitude d'opinions et de plans nosologiques, était de les réunir tous dans un seul et même travail, les groupant de manière à former autant de faisceaux qu'il y a d'écoles auxquelles il soit facile de les rattacher ; il suffit de jeter les yeux sur la table des matières qui termine cet examen pour connaître à l'instant même l'ordre et la marche que j'ai cru devoir adopter dans mon exposition.

Après l'énumération des principales notions dermatologiques qui ont précédé les grands travaux de Lorry et de Plenck, sont exposées les considérations sur lesquelles s'appuient d'une part les auteurs qui ont si longtemps exagéré l'importance du caractère éruptif ou *élément anatomique* ; de l'autre, ceux qui donnent avec raison la préférence dans leurs appréciations pathologiques, au *véritable caractère morbide*, à cette entité complexe à la création de laquelle concourent les symptômes les plus importants et les plus constants de chaque maladie, et qui restera pour tout praticien expérimenté la principale base des indications thérapeutiques.

Entre ces opinions extrêmes viennent naturellement se placer les auteurs qui, sans méconnaître l'avantage qu'il y a pour le diagnostic à tenir compte des formes éruptives, n'accordent toutefois à celles-ci qu'une valeur relative à la précision du siége anatomo-pathologique et empruntent à des caractères plus positifs, les éléments de leurs principales divisions : les écoles allemandes nous en fournissent les principaux exemples.

Quant à moi, j'avoue hautement mes préférences pour les principes de Lorry et d'Alibert; je les trouve proclamés par les plus illustres médecins de l'antiquité; les naturalistes de notre époque n'en reconnaissent pas d'autres; mieux appréciés, ils auraient garanti la science de ces superfétations systématiques qui en rendent aujourd'hui l'étude si difficile : le temps perdu dans leurs créations eût été d'autant plus utilement employé à perfectionner et à rendre plus précises les notions thérapeutiques, que le traitement des maladies de la peau laisse encore aujourd'hui même beaucoup à désirer.

Quant à cet examen critique, il a été conçu et exécuté dans un but d'utilité scientifique et en dehors de tout sentiment de prévention : je connais trop bien moi-même les difficultés de la science pour me permettre d'autres objections que celles qui me sont commandées par le point de vue où j'ai dû me placer, celui des *analogies morbides*. Naturellement ennemi de tout prosélytisme, libre de tout patronage, j'espère avoir trouvé dans cette indépendance de ma position, la plus sûre garantie contre toute influence étrangère à l'étude et au progrès de la science des dermatoses, à laquelle j'ai, depuis longtemps déjà, consacré tous mes efforts.

EXAMEN COMPLET

DES

DOCTRINES MÉDICALES.

Qui croirait qu'Alibert, nommé en 1807 médecin de l'hôpital St-Louis, ne trouva que routine ou aveugle empirisme dans la pratique médicale de ce vaste établissement, alors comme aujourd'hui spécialement destiné au traitement des maladies cutanées, et devenu depuis longtemps un modèle pour l'Europe entière ? Les travaux de Lorry et de Plenck, éclairaient, cependant, déjà d'un certain éclat la science des dermatoses ; mais au célèbre médecin français était réservé l'honneur de reprendre les travaux de ses devanciers, et d'imprimer à cette branche importante de la pathologie, une activité nouvelle et mieux en rapport avec les besoins de l'humanité : on sait quel rapide et immense succès couronna les efforts d'Alibert : la nouveauté de son enseignement, l'élégance de sa parole, le piquant et la variété de ses descriptions lui donnèrent bientôt pour auditeurs la totalité des sujets distingués et laborieux de l'école de Paris : un grand nombre de praticiens mettaient le même empressement à suivre ses savantes leçons, et aucun médecin étranger de quelque distinction n'aurait cru sa tâche accomplie s'il avait quitté la capitale sans être venu entendre l'éloquent professeur.

Alibert ne tarda pas à résumer dans son *Précis théorique et pratique des maladies de la peau* (Paris, 1810) ses principes sur la classification et le traitement de ces affections : ce premier cadre nosologique, selon nous fort incomplet et bien inférieur à sa grande famille des dermatoses, satisfit alors pleinement les besoins d'une science dans laquelle tout était à refaire, et obtint l'assentiment général. Il semblait donc que son auteur n'eût plus qu'à jouir de son triomphe; mais l'impulsion était donnée : Plenck venait de trouver dans Willan, comme Lorry l'avait rencontré dans Alibert, un successeur digne de lui : ses théories, qui ont pour *base* la précision anatomique, furent complétées par de nouvelles applications; d'un usage facile, quoique peu sûr, elles trouvèrent de nombreux partisans : plusieurs médecins de l'école de Paris les adoptèrent aussitôt, et mirent à les propager et à les défendre un zèle des plus ardents. L'hôpital St-Louis vit ainsi régner deux écoles rivales dans chacune desquelles les faits de la science dermatologique furent présentés sous des noms divers et dans des cadres différents, mais toujours étudiés avec la même ardeur.

Qu'Alibert n'ait pu voir avec calme et philosophie cette vive opposition au libre établissement de ses méthodes; qu'il ait surtout été blessé de rencontrer dans ses adversaires d'anciens élèves sur le talent desquels il comptait peut-être, comme sur autant d'éléments de propagation et d'avenir : ce sont des sentiments qu'il est facile de supposer et d'admettre, mais sur lesquels nous n'avons pas à nous arrêter ici : loin de regretter cette lutte qui ne doit être rappelée qu'au point de vue scientifique, nous sommes des premiers à nous en féliciter, certain que les controverses auxquelles elle a donné lieu ont puissamment contribué à faire de la dermatologie ce que nous la voyons aujourd'hui, c'est-à-dire une des branches les plus positives et les mieux éclairées de la pathologie humaine.

Il ne faudrait pas croire qu'avant Lorry et Plenck, il n'existait sur les maladies de la peau aucune publication importante et digne d'examen : nous verrons bientôt, en effet, que ces affections ont de tout temps fixé l'attention des hommes de l'art, et appelé les efforts des thérapeutistes : pouvait-il en être autrement, quand il s'agit de lésions qu'on retrouve aux différentes époques de la vie et dans toutes les classes de la société ; qu'on voit fréquemment, il est vrai, passagères et superficielles, mais plus souvent encore profondes et d'une extrême opiniâtreté ; qui jettent tour à tour dans l'esprit, le trouble et le découragement par les douleurs atroces qu'elles occasionnent, faisant ainsi du malade une victime d'expiation et de souffrance ; qui désunissent les familles et rompent les liens les plus intimes, en imprimant sur le visage de certains malheureux le hideux cachet de leur funeste passage ; qui peuvent enfin devenir une cause d'insensibilité et de mort par l'oppression graduelle du principe vital ou la fonte putride des organes eux-mêmes.

D'autre part, on ne peut dire qu'Alibert et Willan, malgré les incontestables progrès qu'ils ont fait faire à la science des dermatoses, aient suffisamment éclairé tous les points et prévu toutes les difficultés qui s'y rattachent. S'il en était ainsi, notre travail se trouverait bien simplifié ; les questions de classification et de nomenclature n'auraient plus à nos yeux qu'une importance secondaire ; nous regarderions les travaux publiés de nos jours comme autant d'inutiles superfétations, et, ce qui serait précieux par-dessus tout, nous déduirions de principes nosologiques positifs une médication toujours rationnelle et le plus souvent victorieuse. Mais notre position est loin d'être aussi belle : des dissidences assez nombreuses sur le siége et le caractère pathologique de certaines maladies cutanées continuent de diviser les praticiens : nous vivons encore sous l'influence de ces vaines questions de prééminence scholaire qui ont si longtemps et si inutilement agité l'école dermatologique : toutefois, il serait injuste de méconnaître qu'il se manifeste généralement une tendance plus physiologique et plus large : on paraît convenir que tout a été dit relativement aux formes extérieures des affections de la peau ; certains auteurs semblent même regretter d'en avoir si longtemps exagéré l'importance ; nous voyons, en effet, les nouveaux essais de classification reposer pour la plupart sur des données plus sérieuses et surtout plus pratiques. Ce qu'on cherche aujourd'hui, c'est la voie qui doit mener le plus promptement à la guérison : ce but est bien le seul essentiel, c'est celui que doit se proposer tout praticien ami de l'humanité et de sa réputation.

Mais pour l'atteindre, est-il donc nécessaire de créer chaque jour des théories nouvelles, dans la pensée de mieux interpréter les faits d'une science qui en est déjà véritablement surchargée, et dont l'étude reste par cela seul fort longue et fort difficile : telle n'est pas notre opinion. Soyons juste envers les auteurs qui nous ont précédé : si beaucoup d'entre eux n'envisagent la dermatologie que par son côté le plus superficiel et par conséquent le moins physiologique, il en est d'autres qui ont toujours subordonné leurs interprétations à l'expérience des faits pratiques : en tête de ces derniers se trouvent Lorry et Alibert, dont les principes modifiés en raison des progrès de la science, satisfont aux exigences les plus difficiles et conduisent presque toujours aux indications thérapeutiques les plus rationnelles en même temps que les plus utiles.

Nous pensons bien qu'on n'acceptera pas sur parole une aussi importante affirmation ; aussi venons-nous des premiers en offrir les preuves : nous ne doutons pas un instant qu'elles ne soient la conséquence de l'examen auquel nous allons nous livrer.

Dans cet exposé des différentes doctrines qui ont dominé jusqu'ici l'étude et la pratique des maladies cutanées, nous trouverons, à côté d'ouvrages complets, des notions éparses, plus ou moins précises ou étendues ; nous accorderons à chaque travail le degré d'importance et d'attention qu'il doit obtenir, et comme les auteurs et les ouvrages à citer sont fort nombreux, nous en faciliterons l'étude en les réunissant dans plusieurs sections distinctes, dont chacune correspond à certaine période chronologique facile à déterminer et à retenir; nous proposons d'adopter les six périodes suivantes :

1° Antiquité grecque et latine.

2° Médecins arabes.

3° Des Arabes au moyen-âge.

4° Du moyen-âge à Lorry et Plenck.

5° De Lorry et Plenck, à Willan et Alibert.

6° Enfin, depuis Willan et Alibert jusqu'à nous.

Ces différents auteurs nous intéressent au point de vue non seulement de l'importance des notions dermatologiques qu'il nous ont transmises, mais encore en raison du caractère de leurs opinions pathologiques, ainsi que des principes de classification et de nomenclature adoptés par chacun d'eux.

C'est donc sous ce triple rapport qu'ils doivent être étudiés:

(*Antiquité grecque et latine.*) S'il est remarquable qu'il nous faut descendre jusqu'au quinzième siècle, pour trouver un traité spécial sur les maladies de la peau, une multitude de passages n'en dénotent pas moins que ces altérations ont fixé l'attention des praticiens dès la plus haute antiquité; ainsi, Hippocrate avait déjà remarqué que les mêmes éruptions peuvent se présenter à la peau, tantôt comme des affections essentielles et idiopathiques, tantôt comme de simples dépôts d'un état morbide intérieur et sous forme critique.

Cet homme universel signale plus de vingt genres morbides différents; du reste, il s'attache bien moins à les décrire qu'à les étudier au point de vue de leur nature, de leur traitement et de leurs rapports avec les différentes conditions de l'organisme.

Celse, de son côté, nous a laissé des fragments très-remarquables sur les maladies dartreuses ; ses notions, à cet égard, sont même, en général, beaucoup plus complètes que celles d'Hippocrate.

Dans son article de *papulis*, il désigne évidemment l'herpès squammeux (*dartre furfuracée arrondie*, Alib. ; *psoriasis*, Will.) ; plus loin, sous le titre : De *impetiginibus speciebus*, on trouve décrites toutes les particularités de l'herpès vésiculo-squammeux (*dartre squammeuse humide*, Alib. ; *eczema*, Will.)

Celse désigne très-positivement dans son chapitre *de varis, lenticulis* et *éphelide*, les différentes espèces de varus, qu'il regarde, ainsi que les lentilles et les éphélides, comme étant tout-à-fait au-dessus des ressources de l'art ; il décrit l'érysipèle sous le nom d'*ignis sacer*, et sous celui de *sycosis*, un ulcère rond et creux du menton que Willan pense être le varus mentagre des modernes, ce qui prouverait, s'il en est réellement ainsi, que la *mentagre* était connue à Rome bien avant l'époque indiquée par Pline.

Celse parle encore de l'esthiomène qu'il rapproche du cancer ; de la leuce ou lèpre blanche, du porrigo, etc. ; il est donc évident qu'il connaissait les dartres ; mais ce qui a pu laisser des doutes à cet égard, c'est que dans sa nomenclature, la dénomination *herpes*, consacrée par les Grecs, se trouve remplacée par le mot *papulæ*.

ARÉTÉE nous a laissé un tableau animé et assez complet du *phthyriasis* ou affection pédiculaire, ainsi que de l'éléphantiasis.

PLINE indique le lichen des enfants, le prurigo des vieillards, le prurigo pudendi, les furfures de la face, etc. ; il signale plusieurs maladies nouvelles ou particulières à certains pays, telles que la mentagre contagieuse et la *gem-*

mursa en Italie, le charbon particulier à la Gaule narbo-
naise, l'éléphantiasis si commun en Egypte ; on trouve décrits dans ses ouvrages une foule de remèdes simples ou
composés contre les différentes maladies de la peau connues de son temps. Sa nomenclature est, du reste, con-
forme à celle des médecins grecs.

GALIEN, sous ce rapport, adopta les mêmes principes et
en fit à son tour la plus juste application. Le médecin de
Pergame admet trois espèces de dartres qu'il suppose
prendre leur origine dans la *bile jaune* ; savoir : l'Ερπης
εσθιομενος, seu erodens, qui répond parfaitement à celui
que nous observons tous les jours : l'*herpes miliaris*, que
l'on croit être la mélitagre (impétigo, Will.); enfin, sous
le nom d'ερπης φλυκταινωδες, plusieurs des affections qui
rampent à la superficie du derme.

Galien, malheureusement, sacrifie ses descriptions à ses
théories humorales et les noie dans une foule de recettes
et de formules réservées au traitement.

ORIBASE se borne le plus souvent à copier Galien ; il
traite de l'*herpes exedens*, de l'*herpes miliaris*, de *pustulis
quæ phlyctenæ nominantur*, de *epinyctibus*, etc. ; du reste,
ce qu'il dit des exanthêmes prouve déjà que les Grecs ne
confondaient pas les herpès avec ces véritables efflorescences.

AETIUS est un autre copiste du médecin de Pergame ;
dans son chapitre de *herpete*, il établit les mêmes distinctions que lui ; il traite de la lèpre et insiste sur son diagnostic différentiel par ces mots : *Ab impetigine sylvestri
distinguitur eò quod impetigo orbiculatim semper ad vicinos
locos proserpit.*

Alibert pensait que, par *impetigo*, Aetius désigne l'herpès squammeux arrondi : cette opinion, qui nous paraît fondée, n'est point en faveur de Willan, à cause de l'application qu'il a faite du mot *lepra* à cette même espèce de dartre.

ALEXANDRE DE TRALLES reproduit les observations des médecins grecs sur les maladies extérieures de la tête , et traite assez longuement de la porrigine, de l'achore et du favus, consacrant à chacune de ces affections un chapitre particulier.

Enfin, PAUL D'EGINE établit entre la lèpre et l'herpès squammeux arrondi (psoriasis), une ligne de démarcation bien tranchée : d'un autre côté, il réunit sous le nom de *scabies* une foule d'affections fort différentes, et si l'on ne peut nier le mérite de quelques unes de ses descriptions, il n'en faut pas moins reconnaître que son ouvrage est trop surchargé de recettes et de remèdes.

(*Médecins arabes*). A cette première époque, que l'on peut avec juste raison appeler celle de l'antiquité grecque et latine, succèdent les médecins arabes, qui ont non seulement reproduit les observations des anciens, mais, en outre, décrit les premiers la variole, la rougeole et l'éléphantiasis dit des Arabes.

En tête, se placent RHASÈS et AVICENNE. Ce dernier substitue au mot générique herpès, celui de *formica :* il en distingue deux espèces, *formica corrosiva, formica miliaris* ; il fait de l'esthiomène une sorte de sphacèle. Le *safati* d'A-vicenne paraît correspondre à notre herpès vésiculo-squammeux (eczéma). Cet auteur traite de la gale, du prurigo, de l'impetigo ; mais il est difficile de préciser les affections auxquelles s'appliquent ces noms divers.

A Rhasès et Avicenne n'oublions pas de joindre AVEN-

ZOAR, ne serait-ce que pour sa découverte de l'*acarus* dans la gale humaine.

(*Troisième époque.*) Des Arabes au moyen-âge, nous citerons GUILLAUME DE SALICET, parlant avec détail de certaines espèces de teignes, des croûtes de lait; traitant aussi de l'*impetigo* (mélitagre), et décrivant l'esthiomène, que de son temps on appelait vulgairement *érysipèle lupasine* , d'où peut-être le *lupus* de Willan.

Quant à GORDON et GUY-DE-CHAULIAC, ils se sont bornés à copier les anciens et ne l'ont pas même toujours fait avec intelligence ; les notions qu'ils nous ont laissées sur les maladies de la peau sont généralement confuses. Du reste, plus nous approchons du moyen-âge, plus nous voyons notre exposition perdre de sa clarté et de son importance : on cessera d'en être surpris en apprenant que pendant plus d'un siècle, tous les efforts de la médecine et l'attention des savants eurent à lutter contre les ravages d'un mal nouveau, la *syphilis*, qui laissa dans toutes les parties de l'Europe des traces effrayantes de son passage et dut sa violence plus encore sans doute au désordre général des mœurs de cette époque, qu'à des conditions climatériques exceptionnelles , et à des organisations plus favorablement disposées à subir sa virulence.

Aussi, lorsqu'il nous faut tracer l'histoire des syphilides, remontons-nous chercher jusque dans Torella, Dell'Aquila, Monti, Leoniceno, Scanaroli, Fracastor, Massa, Cataneo, et plusieurs autres, des notions dont la plupart ont trouvé confirmation dans les faits de notre époque.

(*Quatrième époque*). Quant au moyen-âge, il fut aussi fatal aux sciences naturelles qu'aux lettres : aussi nous faut-il descendre jusqu'aux XVe et XVIe siècles pour retrouver

TAGAULT et son contemporain FERNEL, imprimant à l'art une vigoureuse secousse, et le ramenant dans la voie qu'il n'aurait jamais dû quitter, celle des faits et de l'observation.

Le premier de ces auteurs nous affirme que la mentagre n'est que le lichen des Grecs, et le lichen lui-même, un véritable impetigo; de son temps, la mentagre était appelée : *mal dartre.*

De son côté, Fernel admet une dartre simple, une dartre miliaire; il abandonne le mot *pustule,* si prodigué par les anciens, et appelle *bourgeons, boutons,* les inégalités que présentent les plaques herpétiques; et bien qu'il confonde dans l'érysipèle plusieurs maladies eczémateuses, il paraît avoir une idée des dartres et parle de la lèpre comme d'une affection au-dessus des ressources de l'art.

JOUBERT nous offre, vers le milieu du XVI⁰ siècle, dans un petit volume in-12, le premier traité spécial sur les affections de la peau.

Après lui, JÉROME MERCURIALI nous a laissé un grand nombre de chapitres séparés dans lesquels il traite de la gale, de la leuce, du porrigo, de la lèpre; toutefois, les liens qui rapprochent le porrigo, le favus et l'achore ne lui sont pas échappés : il parle des dartres sous le titre de *lichenibus;* mais il le fait avec obscurité et confusion. Nous reviendrons à Mercuriali lorsque nous aborderons le chapitre des classifications, car les ouvrages de cet auteur nous fournissent les premiers essais en ce genre.

Au XVII⁰ siècle, nous trouvons AMBROISE PARÉ nous parlant des dartres comme quelqu'un qui ne les connaît que de nom; après cet auteur, nous pouvons citer WILLIS, CHULZE, VÉDEL à qui nous devons un traité sur les varioles et les affections morbilleuses, FABRICE DE HILDEN, MARC-

Aurèle Séverin et d'autres encore qui ont écrit sur les dartres; mais comme la plupart de ces derniers auteurs ne nous ont laissé que des descriptions isolées ou quelques considérations de traitement, nous nous en tiendrons à cette simple énumération; et après avoir indiqué Turner, dont l'ouvrage sur les maladies de la peau traduit en français en 1743, présente un caractère positif et pratique, nous passerons immédiatement à notre cinquième époque chronologique, en tête de laquelle Lorry et Plenck viennent se placer comme les premiers et les véritables fondateurs de la science dermatologique.

(*Cinquième époque*). La gloire de Lorry consiste moins dans les progrès qu'il a fait faire à la science, que dans sa judicieuse appréciation des faits qui la constituaient de son temps, et dans l'accord admirable qu'il sut établir entre les travaux des anciens et ceux des modernes.

Et bien qu'il déclare ne vouloir donner aucune classification, il suffit cependant d'ouvrir son célèbre *Traité des maladies de la peau*, pour acquérir la certitude qu'il ne réunit pas au hasard et sans ordre les nombreuses affections cutanées dont il nous a laissé de si belles descriptions.

Lorry, après avoir parlé de la peau humaine, sous les rapports anatomique et physiologique, traite des affections cutanées en général, de leurs causes, de leurs symptômes, de leur diagnostic, de leur traitement; il suit le même ordre dans la description de chaque maladie particulière, et s'il est vrai que quelques-uns de ses chapitres réunissent des maladies disparates, on ne le voit pas moins rester fidèle aux saines traditions des anciens, conserver à chaque maladie le nom consacré par l'antiquité, et ne laisser échapper aucun de ces traits d'affinité qui lient entre elles les affections désignées par le mot *herpes*.

Lorry conserve le mot *varus*; décrit sous le nom d'*impetigo* l'herpès vésiculo-squammeux ou dartre humide d'Alibert, et laisse figurer parmi les dartres la *mentagre*, que sa nature en rapproche si visiblement. *En dermatologie, les travaux de Lorry doivent être souvent rappelées; car l'on retrouve dans ses ouvrages bien des faits et des opinions qu'on s'est plu trop souvent peut-être, à nous montrer parés d'une enveloppe et d'un nom plus modernes.*

Ajoutons enfin que la loi des analogies morbides règle toutes les principales divisions de son traité si remarquable sur les maladies de la peau, et que c'est bien moins au point de vue pittoresque que comme praticien et thérapeutiste, que Lorry nous paraît avoir élevé à la science, par la publication de cet ouvrage, un monument impérissable.

En même temps que Lorry, et avec une réputation au moins égale à la sienne, vivait, disons-nous, l'illustre PLENCK, dont le principal mérite, bien différent de celui que nous venons de reconnaître à son compétiteur, est d'avoir établi entre les affections cutanées des divisions trop nombreuses, et parfois difficiles à justifier, et d'accorder dans ses descriptions une valeur imméritée aux formes extérieures ou éruptives de chaque dermatose.

Cet attachement de Plenck à ce que je ne crains pas d'appeler un *faux principe*, l'a parfois évidemment poussé trop loin : car il décrit comme des affections distinctes, de simples produits pathologiques, telles des *macules*, des *croûtes*, des *pustules*.

Ailleurs, cependant, il se laisse entraîner malgré lui par l'importance du caractère morbide : c'est ainsi qu'il respecte la classe des maladies dartreuses, qu'il décrit l'herpès furfuracé, l'herpès miliaire, qui n'est autre que la mélitagre ou impetigo, etc.; il place les varus auxquels il conserve ce nom, dans la classe des papules avec les herpès, etc. : en faut-il davantage pour démontrer combien est puissante la loi des analogies, puisque nous la voyons subie par Plenck lui-même, malgré son intention bien formelle de présenter un cadre nosologique fondé sur des considérations le plus souvent étrangères à la nature des maladies.

Quoi qu'il en soit d'ailleurs de ces points de contact et d'apparente similitude entre les travaux de Lorry et ceux de Plenck, on ne peut méconnaître qu'ils aient été conçus et suivis dans des vues bien différentes.

Ces deux hommes célèbres resteront toujours comme les chefs de deux écoles rivales dont l'une a su rallier par la simplicité de ses applications, de nombreux partisans et plusieurs écrivains fort distingués ; dont l'autre plus sévère et d'une étude plus longue et plus difficile, n'a eu longtemps, il est vrai, pour soutien, qu'Alibert et ses rares disciples, mais reprend de nos jours une supériorité qu'il est à souhaiter qu'elle ne perde plus désormais.

Nous voici, du reste, parvenus à une époque où la simple énumération ne suffit plus à l'exposé des faits qui constituent la dermatologie.

Nous voyons une foule d'auteurs s'engager dans la double voie tracée par Plenck et l'immortel Lorry. De laborieuses recherches ne tardèrent pas à donner pour résultat la distinction des principaux genres morbides cutanés; ceux-ci, devenus trop nombreux pour être confiés à la mémoire sans un ordre régulier qui en facilite l'étude et le souvenir, rendirent indispensables la création de classes ou ordres plus ou moins multipliés, en un mot, l'établissement d'une classification; de même que des notions plus positives sur le caractère de chaque dermatose réclamaient une nomenclature plus exacte et mieux appropriée; pourquoi faut-il que cette double nécessité reconnue de tous soit devenue pour la science une cause de ralentissement et d'obscurité? Il va nous être facile de le comprendre:

Si les dermatologistes, au lieu de suivre d'une manière exclusive, les uns le système d'étude que nous avons dit appartenir à Plenck, les autres celui tracé par Lorry, n'avaient arrêté leur cadre nosologique qu'après avoir soumis chaque genre morbide à un examen approfondi, ainsi qu'à l'expérience des faits pratiques, il en serait très-probablement résulté une classification à peu près identique, dans laquelle toute dermatose occuperait la place qui lui appartient, et qui réunirait l'assentiment général; et comme une telle classification qu'il faudrait appeler *philosophique*, ou mieux *physiologique*, constituerait pour la science le monument le plus précieux en même temps que le plus profitable à la thérapeutique, il importe de rechercher si nous en trouvons les principes dans les systèmes soutenus par nos devanciers, ou si ces mêmes principes doivent être le produit d'une étude et d'une création nouvelle.

(*Sixième époque*). Si maintenant nous remontons jusqu'à Plenck et à Lorry, nous voyons les principes dermato-

logiques du premier de ces deux hommes célèbres venir
se fondre et se personnifier dans l'*école de Willan* : Nous
avons déjà reconnu qu'à cette école se sont ralliés de
nombreux partisans, dont la réunion constituait récemment encore la majeure partie des dermatologistes de notre époque. A leur tête se trouve Batemann qui a publié
sur la matière un excellent traité pratique connu de chacun de nous; viennent ensuite, inspirés des mêmes principes et calqués sur le même cadre, les excellents articles
que Biett a insérés dans plusieurs dictionnaires de médecine, les ouvrages de MM. Gibert, Cazenave et Schedel etc.,
Nous n'ignorons pas que les partisans de l'école anglaise
ou *élémentaire* ont fait subir aux classifications de Plenck
et de Willan d'assez nombreuses modifications, que loin
de désapprouver, nous regardons au contraire comme
ayant toutes une importance variable, quoique toujours
réelle; mais aucune d'elles ne touchant au principe classificateur lui-même, ce dernier reste comme point de mire
de nos principales objections; leur justesse et leur force ne
peuvent donc en recevoir aucune atteinte.

Mais en même temps que Willan, par la distinction de
son esprit scientifique, par l'exactitude et la pureté de ses
descriptions, s'efforçait de faire prévaloir le système élémentaire de l'allemand Plenk, Alibert soutenait, dans ses
ouvrages comme dans ses brillantes cliniques, l'incontestable supériorité des méthodes naturelles et physiologiques; du reste, les principes sur lesquels reposent ces
méthodes se retrouvent bien avant l'époque illustrée par
Alibert; il suffit d'ouvrir les œuvres d'Hippocrate, de Celse,
de Galien et de leurs nombreux disciples, pour rester convaincu qu'ils n'en reconnaissaient pas d'autres.

Des successeurs de Lorry, le premier qui se présente est POUPART, qu'on voit insister particulièrement sur le danger des répercussions et des métastases dans les maladies chroniques de la peau.

Vient ensuite RETZ, qui après avoir cité des exemples de kéloïde, de dartre écrouelleuse, d'éruptions aux parties génitales dans les deux sexes, cherche à fixer l'attention sur le caractère physique ou moral des individus sujets aux affections herpétiques, sur l'influence que les maladies de la peau du visage exercent sur l'humeur, les goûts et les habitudes des femmes d'un certain âge ; sur les rapports des maladies de la peau avec d'autres affections, sur les difficultés de leur traitement et la fréquence de leurs récidives chez les sujets indociles ou qui manquent de persévérance.

Nous devons encore indiquer JACKSON qu'on accuse à tort, selon nous, de n'avoir envisagé les maladies cutanées que d'une manière vague et générale; CHIARUGI, qui a borné ses recherches aux maladies chroniques et sordides de la tête ; WILSON dont nous retrouverons tout à l'heure la classification, et qui s'est laissé principalement guider, dans son remarquable travail, par la nature des maladies et leur rapport avec la constitution ; M. SAMUEL PLUMBE, qui insiste fréquemment dans son ouvrage sur les connexions des maladies cutanées avec les différents états de l'organisme.

Enfin se présente ALIBERT, dont chacun regrette de ne plus entendre la voix éloquente, et qui est, en France, l'homme qui a le plus contribué à répandre le goût des études dermatologiques aux progrès desquelles il attachait toute sa gloire.

Nous avons toujours dit hautement notre prédilection pour les travaux de cet homme célèbre qui fut notre maître et dont nous restons *seul* à soutenir les doctrines ; dans cette tâche, nous mettrons à la place du talent qui nous manque toute l'énergie de nos convictions, et comme ici notre unique but est l'intérêt de la science, nous ne demanderons qu'aux faits pratiques les éléments de notre parallèle, désavouant à l'avance toute pensée préventive et de mauvais vouloir.

Mais avant de mettre en présence les écoles de Willan et d'Alibert, nous devons rappeler que le célèbre dermatologiste français est auteur de deux méthodes de classification fort différentes, dont l'une, publiée en 1810, dans son précis théorique et pratique des maladies de la peau (Paris, 2 vol. in 8º, deuxième édition, 1822), renfermait les onze classes suivantes : 1º *teignes* (faveuse, granulée, furfuracée, amyantacée, muqueuse); 2º *pliques* (multiforme; solitaire ou en masse) ; 3º *dartres* (furfuracée, squammeuse, crustacée, rongeante, pustuleuse, phlycténoïde, érythémoïde); 4º *éphélides* (lentiforme, hépatique, scorbutique); 5º kéloïde ou cancroïde ; 6º *lèpres* (squammeuse, crustacée, tuberculeuse); 7º *pians* (ruboïdes, fongoïdes); 8º *icthyoses* (nacré ou corné, et comprenant la *pellagre*); 9º *syphilides* (pustuleuse, végétante, ulcérée); 10º *scrofules* (vulgaire, endémique); 11º *psorides* (pustuleuse-purulente, pustuleuse, vésiculeuse, papuleuse, crustacée). Cette classe des psorides n'est plus mentionnée dans l'édition de 1822.

Cette première classification, avons-nous déjà dit, fut accueillie de toutes parts avec la plus grande faveur; elle parut longtemps suffire aux besoins de la science, elle

faisait disparaître la confusion qui résulte de l'application
fort incertaine des anciens noms des maladies cutanées ;
elle réunissait sous des titres génériques des affections
dont l'origine, la marche, la terminaison offrent effectivement beaucoup de points de contact ; elle facilitait
l'étude pratique par ses dénominations presque toujours
appuyées sur les caractères pathologiques les plus constants ; de tels avantages ne pouvaient être méconnus.

Toutefois ils sont balancés par des inconvénients réels,
que les progrès incessants de la dermatologie et une
étude plus approfondie des faits qui la constituent finirent
par mettre dans tout leur jour. Ainsi, certaines affections
se trouvaient rapprochées par des caractères trop vagues,
trop génériques et trop superficiels; d'autres bien distinctes étaient confondues sous la même dénomination.
Quelques autres enfin, quoique suffisamment déterminées,
étaient sans place dans le cadre trop étroit de cette classification ; mais, disons-le de suite à la gloire d'Alibert, il
fut des premiers à signaler les imperfections de son œuvre,
et il pensa rendre un véritable service à la science lorsque, en 1832, il publia sa seconde et brillante classification
sur laquelle seule va porter, ainsi que sur le système de
Willan, notre examen critique.

(*Système de Willan*). Il est certain que Plenck ne pouvait
se contenter des essais de classification tentés jusqu'à Jérôme
Mercuriali; les divisions topographiques de Galien et de ses
disciples ne pouvaient lui suffire malgré les quelques changements apportés par Jerôme, et qui tous reposent sur des
caractères trop superficiels; mais fut-il plus heureux en
adoptant le principe déjà posé par Riolan et qui consiste
à classer les maladies cutanées d'après leurs apparences

extérieures? Prenant pour base de ses divisions tantôt la lésion anatomique élémentaire , tantôt de simples produits de l'inflammation , il distribua dans quatorze classes (1° macules , 2° pustules , 3° vésicules, 4° bulles, 5° papules, 6° croûtes, 7° squammes, 8° callosités, 9° excroissances, 10° ulcères, 11° blessures , 12° insectes parasites , 13° maladies des ongles , 14° maladies du système pileux) plus de cent affections dont un certain nombre ne diffèrent que par la simple apparence , ou ne sont en réalité que la répétition d'elles mêmes, parce qu'elles sont prises tantôt à leur début, tantôt dans le cours de leur développement. Cet inconvénient n'est certainement pas sans gravité , puisqu'il augmente sans profit pour la science le nombre déjà si grand des maladies cutanées et rend leur étude encore plus ardue.

Je sais fort bien que Willan sut éviter l'erreur de Plenck, tout en s'emparant de la même base fondamentale : il n'admet pour caractères de ses ordres que les *lésions élémentaires* proprement dites. Aussi le nombre des genres morbides qu'il reconnaît et décrit ne dépasse-t-il pas quarante ; huit ordres suffisent à sa classification : 1° papules, 2° squammes, 3° exanthêmes, 4° bulles, 5° vésicules, 6° pustules, 7° tubercules, 8° macules.

Quoi qu'il en soit de cette apparente précision anatomique, et malgré les modifications apportées au cadre de Willan par Batemann, Biett, MM. Gibert, Cazenave et Schedel, etc., il n'en soulève pas moins un certain nombre d'objections dont il serait illogique de méconnaître l'importance et la solidité.

A. Le premier reproche que nous ferons à la classification de Willan, conjointement avec M. le docteur John

Pagelt, porte précisément sur cette apparente simplicité dont ses partisans lui font un mérite, et qui tient à l'*unité* de l'élément sur lequel elle repose. Ce reproche est, du reste, commun à tous les systèmes qui, ne reposant, à l'instar de ceux de Linnée et de Tournefort, que sur un caractère unique, deviennent trop souvent pour le praticien un sujet d'erreur, par le défaut de constance et l'existence éphémère de ce même caractère. Or il n'est pas besoin d'une grande habitude des maladies de la peau, pour savoir avec quelle rapidité s'éteignent ou se dénaturent, soit certaines efflorescences exanthémateuses, soit la plupart des produits vésiculeux ou pustuleux. Mille circonstances diverses viennent d'ailleurs ajouter à cette fragilité naturelle; ainsi, un traitement antérieur, le frottement des habits, le grattement des malades, etc.; il reste donc démontré pour nous, 1° que le défaut de durée et de persistance est un *premier vice* inhérent à la classification anglaise.

B. Notre seconde objection porte sur l'*inconstance* de l'élément anatomique. Ne trouvons-nous pas des preuves multipliées de cette inconstance : 1° dans les changements fréquents des produits vésiculeux, qu'une simple augmentation de l'inflammation va rendre turgescents à la base, tandis que leur fluide, de transparent et incolore qu'il était, passe graduellement à l'opacité, puis à l'état de véritable pus; 2° dans ces transformations, quoique moins répétées, des produits papuleux qui tantôt renferment à leur sommet une certaine quantité de sérum et prennent ainsi le caractère d'une *vésicule,* tantôt perdent la forme papuleuse pour revêtir dans certaines variétés de lichen, selon la remarque de Batemann, celle du psoriasis ou de l'impetigo;

3° dans ces larges ampoules qui compliquent souvent l'érysipèle et le font classer par les uns dans les *bulles*, tandis que d'autres le maintiennent à tort, selon nous, parmi les *exanthèmes* ; 4° dans ces divergences d'opinion des auteurs relativement au rang que doivent prendre dans la classification de Willan plusieurs autres genres morbides cutanés ; ainsi, la *gale*, qu'on a tour à tour classée parmi les *pustules*, les *vésicules* et même les *papules* ; les boutons du vaccin et du varus ou *acné*, que Willan et Batemann rangent parmi les *tubercules*, et certains dermatographes français parmi les *pustules* ; il en est de même de la mélitagre, que les uns rattachent à l'ordre des *vésicules*, d'autres à celui des *pustules* ; et il n'est aucun de ces classificateurs qui ne puisse étayer son opinion d'une similitude évidente, mais peu durable, prise dans les formes anatomiques du produit d'éruption à une époque donnée de son développement.

La *fragilité* et l'*insuffisance* de l'élément, pris comme base des classifications anglaises, ressortiraient bien davantage encore, si au lieu de nous en tenir à la simple apparence du produit d'éruption, nous voulions y joindre l'étude anatomique de son état intérieur ; car nous trouverions des vésicules et des pustules avec ou sans base tuberculeuse, des pustules *uniloculaires*, d'autres *multiloculaires*, etc., etc. La variole, la vaccine, parfois aussi la varicelle, nous offrent des exemples de cette dernière disposition ; ces trois affections se tiennent d'ailleurs par tant d'analogies, que M. Macarthney, dans sa classification des maladies de la peau d'après leurs genres et leurs ordres naturels, n'a pas hésité à les réunir dans une classe spéciale sous le nom de *varicodes*.

Ne croyons pas, du reste, que MM. les Willanistes cherchent à contester nos objections : ils aiment mieux se faire illusion sur leur valeur, et ils s'efforcent de tourner, chacun à sa manière, les difficultés qu'elles entraînent nécessairement pour l'étude des maladies de la peau. Il suffit de parcourir leurs ouvrages pour retrouver des traces fréquentes de leur embarras, mais en même temps reconnaître l'inutilité de leurs tentatives ; donc : 2° *inconstance positive* et *avouée* de l'élément pris comme base de la classification anglaise.

C. Si maintenant nous considérons la méthode de Willan au point de vue des *anomalies morbides* qu'elle présente, nous serons aussi surpris de certains rapprochements que de plusieurs désunions : ce qui nous frappe le plus, c'est de voir la gale séparée du *prurigo* malgré les points de ressemblance qui rapprochent ces deux affections ; la dissociation des différentes espèces de *dartres* que réunissent des caractères communs d'origine souvent héréditaire, de tenacité, de complications, etc.; le mélange parmi les *exanthèmes* de l'urticaire et de la péliose ou *purpura* tandis qu'on en éloigne la varicelle, la vaccine ; la réunion de la varicelle avec la gale et la vésiculite (herpès); celle de la vaccine et de la variole avec la mélitagre (impetigo), le varus (acné), la mentagre (sycosis), et jusqu'au porrigo : celle enfin du furoncle et de la verrue avec l'esthiomène (lupus), et l'éléphantiasis. Agir ainsi, n'est-ce pas séparer ce que la nature a uni le plus étroitement ? C'est rompre les relations les plus intimes, c'est désunir jusqu'à l'harmonie elle-même.

Est-il possible après cet examen, de conserver le moindre doute sur le peu de valeur que présente l'*élément anatomique* choisi comme base d'une classification? Il serait

superflu de vouloir s'appuyer sur des considérations secondaires, telles que peuvent en fournir certaines espèces
admises par Willan et conservées par ses partisans ; ainsi,
l'*eczema rubrum*, l'*eczema impetiginodes*, l'*impetigo erysi-
pelatodes*, etc., simples accidents pathologiques souvent
instantanés, véritables *hybrides*, n'ayant aucune influence
sur l'idée qu'on s'est faite de l'éruption, et qui ne peuvent,
en conséquence, rien suggérer au thérapeutiste.

Si encore il était possible de reconnaître entre l'élément éruptif et son siége anatomique un rapport évident
et invariable, on pourrait arriver à former des ordres qui
auraient un côté méthodique et jusqu'à un certain point
naturel : mais nous avons maintes fois démontré qu'il n'en
est malheureusement pas ainsi, malgré les progrès ré-
cents et incontestables de l'anatomie de la peau.

Trouverons-nous enfin que l'élément pris comme base
des classifications anglaises peut mettre sur la voie de
certaines applications thérapeutiques ? nous pouvons presque dès à présent répondre : non : car, de ce que nous
savons que telle affection débute par une *papule*, telle
autre par une *vésicule* ou une *pustule*, telle autre par une
squamme, un *tubercule* ou une *tache*, cette première notion
nous fait-elle connaître si nous avons à traiter une affection de cause externe ou interne, locale ou générale
ou constitutionnelle, particulière à telle ou telle région,
ou pouvant se développer indifféremment sur l'une ou
l'autre des divisions cutanées? Nous laisse-t-elle seulement soupçonner la gravité et l'importance ou la simplicité de la maladie ? Rien de tout cela : c'est à peine si nous
en tirons pour le traitement autre chose qu'une préfé-

rence secondaire en faveur de certains topiques ou applications extérieures.

Il nous reste à résoudre une question, celle de la *nomenclature*. Trouvons-nous dans le choix des dénominations admises par l'école anglaise un dédommagement à l'insuffisance de son élément de classification? Telle n'est pas notre opinion. Willan a évidemment dénaturé certaines expressions *génériques* en les singularisant et les appliquant à des maladies bien différentes de celles qu'elles désignaient chez les anciens, surtout au point de vue de leur importance et de leur gravité : tels les mots *lèpre* et *dartre* (herpès).

Si ces changements sont faits au point de vue social et pour ne pas effrayer le malade, ils sont incomplets, car il faudrait alors retrancher entièrement du langage médical ces expressions connues du plus grand nombre, et que chacun sait fort bien rattacher à l'idée d'un mal dangereux, ou du moins très-opiniâtre : ajoutons, pour en finir avec cette dernière objection, qu'on aurait tort, en général, de contester l'importance pratique des dénominations : nous ne les blâmons pas lorsque, étant de pure convention, elles n'ont aucun rapport avec la nature du mal qu'elles désignent; nous les préférons lorsqu'elles rappellent un des caractères les plus saillants et les plus constants de la maladie : mais nous les regardons comme éminemment nuisibles, lorsque le sens étymologique qui s'y rattache laisse une idée différente de celle qui appartient au mal. Ainsi donc, pour résumer nos objections contre l'école de Willan, nous dirons qu'il y a défaut de *durée* et de *persistance* dans l'élément qu'elle adopte comme base de son diagnostic; 2° que cet élément est plein d'*inconstance*;

3° que le cadre tracé par Willan offre un certain nombre d'*anomalies morbides* des plus choquantes; 4° que la nécessité de tout soumettre à un principe unique a forcé d'admettre plusieurs espèces ou variétés morbides mal définies, qui ne sont, en réalité, que de simples épiphéno-mènes, passagers ou tout à fait accidentels ; 5° que dans le système de Willan, les déductions thérapeutiques ou indications de traitement ne sont pas la conséquence na-turelle et directe des principes d'étude et d'observation ; 6° qu'enfin sa nomenclature elle-même n'est pas à l'abri de reproches mérités : en conséquence, nous ne pouvons accepter comme logique le titre de *méthode naturelle* donné par M. Martins dans sa thèse inaugurale (Paris, 1834), à l'œuvre, d'ailleurs si remarquable, du dermato-logiste anglais.

(*Méthode d'Alibert*). La méthode d'Alibert est-elle exempte des imperfections qui viennent d'être signalées dans le système de Willan ; mérite-t-elle véritablement le titre de *naturelle* que lui donne son auteur? Notre maître, tout en adoptant les principes de Lorry, ne pouvait accep-ter dans son entier le cadre tracé par ce médecin célèbre : quelques-uns de ses chapitres réunissent des malades dis-parates; ses opinions théoriques sont parfois empreintes d'un cachet d'humorisme outré, dont la fâcheuse influence s'exerce jusque dans les applications pratiques. Les pro-grès de la science rendaient, d'ailleurs, la plupart de ses divisions insuffisantes. Il devenait donc indispensable qu'un successeur habile vînt imprimer aux principes du célèbre fondateur de la dermatologie une direction nou-velle, mieux appropriée aux besoins de l'époque. Alibert recueillit ce brillant héritage, et l'on sait avec quel talent et quel bonheur il en sut faire l'application.

C'était avant les événements de 1830 : Alibert se trouvait enfin rendu à la science, aux progrès de laquelle il avait jusque-là consacré la majeure partie des instants laissés libres par les exigences inséparables de toute position médicale élevée : sa première classification, depuis longtemps condamnée par son propre auteur, venait de faire place à la belle et nombreuse famille des dermatoses; il faut avouer que cette époque brilla pour l'hôpital St-Louis d'un éclat bien remarquable : deux camps rivaux s'y étaient dressés : dans l'un, Biett, qui de premier élève et partisan de l'école d'Alibert, était devenu son rival, ou du moins son antagoniste, s'efforçait vainement, par l'exactitude de ses descriptions, par sa judicieuse appréciation anatomique des faits qu'il exposait à ses nombreux auditeurs, par les changements heureux qu'il opérait dans la distribution des genres et des espèces morbides, et même par les résultats favorables de ses expérimentations thérapeutiques, de dissimuler l'impuissance du système artificiel de Willan; dans l'autre, Alibert, n'accordant qu'une médiocre attention aux particularités de la science, posait d'une main assurée les principes larges et féconds de sa méthode, et traçait pour tous la voie dans laquelle chacun de nous sent aujourd'hui le besoin d'entrer. Ce n'est pas seulement au point de vue de ses descriptions, et moins encore peut-être comme thérapeutiste, qu'Alibert mérite d'être placé en tête de tous ceux qui ont écrit, de notre temps, sur les maladies cutanées : nous reconnaissons plus de mérite à son glorieux titre de classificateur, et sa nomenclature nous paraît, à quelques rectifications près, la plus naturelle et la mieux appropriée aux genres morbides qu'elle est appelée à nous faire connaître.

Comme nous avons vu le système artificiel de Willan représenté par ceux de Linnée et de Tournefort, de même la méthode de Lorry et d'Alibert, déjà clairement indiquée dans Buffon, vient se personnifier dans Bernard et Laurent de Jussieu, et, plus récemment encore, dans les travaux de Cuvier, de Lamarck, de MM. de Candolle, Latreille, Blainville, Saint-Hilaire, etc. Les principes d'Alibert ne sont autres, en effet, que ceux des naturalistes. Pour nous en convaincre, il suffit d'écouter un instant Buffon : « C'est, dit-il, de l'ensemble et de la considération « de l'ensemble des parties qu'il faut déduire les familles, « ou, ce qui est la même chose, la méthode naturelle.

« Il me paraît, ajoute ce grand homme, que le seul « moyen de faire une méthode instructive et naturelle, « c'est de mettre ensemble les choses qui se ressemblent, « et de séparer celles qui diffèrent les unes des autres. « Voilà l'ordre qu'on doit suivre dans l'arrangement des « productions naturelles, bien entendu que les ressem- « blances et les différences seront prises non-seulement « d'une partie, mais du tout ensemble, et que cette mé- « thode d'inspection se portera sur la forme, sur la gran- « deur, sur le port extérieur, sur les différentes parties, « sur leur nombre, sur leur position, sur la substance « même de la chose, et qu'on se servira de ces éléments en « petit ou en grand nombre à mesure qu'on en aura besoin.»

Ainsi donc, c'est du nombre, de la figure, de la situation, de la proportion respective des parties, c'est de la comparaison de leurs rapports ou de leurs ressemblances et de celle de leurs qualités, c'est de cet ensemble que naît la *convenance* , cette affinité qui rapproche les objets de nos études et les distingue en classes et en familles.

Combien ces données sont larges et importantes ! combien elles laissent loin derrière elles cette unité de base admise par Willan !

M. de Candolle nous semble avoir réuni toute la théorie des classifications naturelles dans les trois propositions suivantes :

1° Apprécier l'importance relative attachée aux organes comparés entre eux ;

2° Connaître toutes les circonstances qui peuvent égarer l'observateur sur la véritable nature de chaque organe ;

3° Comparer attentivement chacun des points de vue sous lesquels on peut considérer un organe.

Ces propositions sont d'une importance telle que nous croyons devoir les appuyer de quelques développements empruntés à M. John Pagett, médecin naturaliste fort distingué, à qui fut décernée la médaille proposée par Alibert, en faveur de sa nouvelle méthode.

A. « Une classification naturelle , dit notre confrère au sujet de la première proposition , dépend de la quantité des caractères ; mais chaque caractère ne possède pas une valeur égale : il n'a d'importance qu'autant que l'organe d'où il dérive est *essentiel* à la vie des individus. Il est donc d'un grand intérêt de déterminer l'importance relative des organes et les lois par lesquelles on doit l'apprécier. Cela a été fait pour la botanique avec la plus grande facilité et une extrême précision ; mais pour appliquer ce mode d'*appréciation* aux études nosologiques , les naturalistes sont convenus d'emprunter à la *fonction malade* , et non plus aux *organes* , l'importance des caractères. Il doit toujours

en être ainsi en *dermatologie*, puisque nous sommes généralement dans l'impossibilité d'apprécier le changement
organique qui les produit. Nous en avons pour preuve la
différence qui existe entre les pustules *syphilitique* et *variolique*, etc. ; personne ne confondra ces deux variétés
morbides, et je ne sache pas toutefois qu'aucun auteur ait
indiqué jusqu'ici les modifications organiques dont ces variétés dépendent.

Pour Jussieu, la *constance* d'un caractère constituait
d'abord son importance relative. Et ce grand naturaliste
finit par établir que les caractères les plus constants sont
ceux que l'on tire des parties les plus essentielles, et qui,
en même temps, sont offerts par le plus grand nombre de
sujets. N'oublions pas qu'il ne s'agit ici que d'une importance relative et non absolue; qu'en dermatologie, par
exemple, nous devons chercher l'importance des caractères dans chaque famille ou ordre principal, et non dans
l'universalité des genres morbides. Ainsi, dans l'*exan-
thême*, l'invasion d'une fièvre générale et le développement successif d'une éruption, constituent des caractères
certains et essentiels, tandis que dans les *scabies* ces
mêmes phénomènes seront regardés comme de purs accidents. Cette circonstance se rencontre également en botanique : témoin la famille des *ombellifères* ; elle ne peut
donc pas servir d'objection contre l'application d'une méthode naturelle aux maladies de la peau. »

B. Quant à la seconde proposition de M. de Candolle,
celle relative aux circonstances qui peuvent égarer l'observateur, par rapport à la véritable nature des organes,
il nous semble superflu de vouloir la démontrer. Que d'erreurs effectivement pourraient provenir de l'ignorance

des conditions d'âge, de sexe, de tempérament, d'idiosyncrasie, de la période de la maladie, du traitement qu'on a fait suivre, et de mille autres phénomènes que le médecin naturaliste doit toujours prendre en considération !

C. La dernière proposition de M. de Candolle, quoique d'une moindre valeur que les deux précédentes, ne doit pas non plus être négligée par le classificateur.

Si maintenant nous voulons savoir dans quelles conditions ces principes d'histoire naturelle sont applicables, dans quelle science on peut les utiliser, M. Isidore-Geoffroy Saint Hilaire nous apprend que c'est dans toute science dont les faits se trouvent : 1° soumis à des lois certaines et précises ; 2° ne se montrent pas tout-à-fait comme des phénomènes locaux, mais sont ordinairement suivis de certaines modifications dans les autres parties de l'organisme, de telle sorte que les uns paraissent être la cause des autres, ou qu'au moins ils ont entre eux quelque connexité ; 3° se répètent chez plusieurs individus avec une constance qui démontre entre ces faits non-seulement une parfaite analogie, mais encore une identité pareille à celle des êtres de la même espèce du règne animal ou végétal. Or, toutes ces conditions ne se montrent-elles pas réunies dans la science dermatologique ?

Voilà donc les trois propositions de M. de Candolle établies sur des raisonnements sans réplique. Nous devons cependant encore les étayer de l'opinion de plusieurs écrivains célèbres qui ont formellement exprimé sur cette question d'une méthode naturelle appliquée à la classification des maladies de la peau, une manière de voir tout-à-fait semblable à celle que nous venons de faire connaître.

Le premier est Sydenham, qui dit expressément que rien n'est plus important que de ranger les maladies en espèces, et de les définir, autant que possible, avec la même exactitude que les botanistes mettent dans la description des plantes.

Baglivi dit aussi qu'il serait de l'intérêt de notre art de suivre la division des botanistes pour le classement des maladies.

Musgrave compare le médecin qui néglige les analogies et les différences des maladies à un lapidaire qui ne pourrait distinguer divers diamants confondus sous la même dénomination.

Enfin, Gœrter, célèbre professeur de Leyde, était persuadé que les espèces des maladies ne sont pas moins constantes que celles des plantes. Aussi, dit-il, ce n'est que d'après ces arrangements, que tout homme sensé doit adopter, qu'on peut espérer de voir un jour la pratique acquérir la même certitude que la botanique.

Or, c'est en se basant sur des principes aussi positifs, et dont l'expérience de chaque jour lui démontrait de plus en plus l'incontestable supériorité, qu'Alibert a tracé son magnifique cadre des dermatoses; il comprend, comme on sait, *douze groupes* à chacun desquels se rattachent un certain nombre de genres morbides bien définis. Nous ne prétendons pas toutefois que la classification d'Alibert, telle complète et satisfaisante qu'elle paraisse au premier abord, ne soit susceptible d'aucune rectification *(celles que nous lui avons imposées ne tarderaient pas à venir nous donner un démenti formel)*; mais ce que nous affirmons, c'est qu'on ne peut contester, à titre de médecin physiologiste et surtout comme praticien, la vérité et la supériorité des principes adoptés par son illustre auteur. Etudions, pour nous en convaincre, les principales objections qu'on adresse à la classification d'Alibert.

A. On reproche avec justice, j'en conviens tout d'abord, à son premier groupe, celui des *dermatoses eczémateuses*, lequel renferme l'*érythème*, l'*érysipèle*, le *pemphix*, le *zona*, le *phlyzacia*, l'*urticaire*, l'*épinyctide*, l'*olophlyctide*, l'*ophlyctide* ou *glossophlyctide*, la *pyrophlyctide*, le *charbon*, le *furoncle* (12 g. m.), de ne reposer que sur un caractère unique, *l'inflammation*.

A cette objection nous répondrons qu'un caractère, même isolé, peut avoir une telle importance qu'il suffise *seul* comme base d'un groupe ou d'une division principale. Nul doute, à notre avis du moins, qu'il n'en soit ainsi pour l'inflammation prise comme signe distinctif des eczèmes d'Alibert. Les éléments qui constituent l'état inflammatoire sont même tellement tranchés dans chacune de ces affections que nous préférons les réunir sous le titre commun de *dermites*, mot dont la finale est, comme chacun sait, caractéristique de toute inflammation, quelle que soit la trame qu'elle occupe.

B. Le groupe des dermatoses *exanthémateuses*, qui comprend la *variole*, la *vaccine*, la *varicelle*, le *nirle*, la *roséole*, la *rougeole*, la *scarlatine*, la *miliaire* (8 g. m), me semble, contrairement à l'opinion de mon confrère et ami M. le docteur Martins, un des plus naturels de la classification d'Alibert. Rien ne justifie l'objection qu'ici tous les caractères sont choisis en dehors de l'objet à classer, et qu'aucun n'est pris dans l'affection elle-même; il est évident qu'à cet égard M. Martins se fait complétement illusion et oublie que l'objet à classer est la maladie, et

que toute maladie se compose non seulement des produits
pathologiques qui n'en sont que le résultat , mais encore
des principales modifications qu'elle entraîne dans les
fonctions de l'organe affecté. Notre position n'est pas
celle des botanistes ; nous n'avons pas comme eux l'avantage d'agir constamment sur des parties toujours apparentes , toujours saisissables et bien distinctes. La maladie
n'est que trop souvent un être complexe et que nous ju-
gerions fort mal, si, persistant à ne tenir compte que des
lésions matérielles et revêtues d'une forme arrêtée , nous
négligions l'appréciation des troubles fonctionnels qui en
émanent. Laissons au caractère anatomique son incontestable valeur , mais ne nous privons pas des autres
éléments de diagnostic et partant de classification.

C. On reproche au groupe des dermatoses *teigneuses,* qui
réunit l'*achore*, la *porrigine*, le *favus*, le *trichoma*, d'être établi sur des considérations purement topographiques : il
est vrai que le *siége* constitue pour ces affections un
caractère fort important , et qu'il est rare de les rencontrer ailleurs qu'à la tête ; mais l'*âge* établit un second caractère pour le moins aussi essentiel que le précédent.
La plupart des adultes sur lesquels on retrouve ces maladies les ont gardées depuis leur enfance , et ce n'est
que dans des cas fort rares et pour ainsi dire exceptionnels qu'on les voit surgir pour la première fois à une
époque avancée de l'existence. On conçoit cependant
qu'il puisse en être autrement, puisque parmi les teignes
on en trouve particulièrement une sur le caractère *contagieux* de laquelle il ne peut rester aucun doute. Mais la
peau délicate et spongieuse de l'enfant se prête plus

facilement que celle de l'adulte au développement de ces dégoûtantes maladies.

Il existe pour les dermatoses teigneuses un *troisième* caractère, déjà indiqué par Lorry, sur lequel Alibert insiste beaucoup, et dont ne parle pas M. Martins, c'est le caractère *dépuratoire*. Surtout manifeste dans l'achore, il se montre souvent aussi dans le porrigo. C'est même pour cela que nous croyons pouvoir désigner ces maladies par le mot *gourmes*, lequel, pris dans son acception la plus générale, indique un travail destiné à séparer de l'organisme des principes surabondants ou nuisibles. Il est certain que ces affections nous sont parfois d'un secours précieux, et que nous les abandonnons le plus souvent aux seuls efforts de la nature.

D. Quant aux caractères assignés au groupe des dermatoses *dartreuses*, dans lequel sont classés les genres *herpes, varus, mélitagre, esthiomène*, nous nous efforcerions en vain de leur chercher du vague ; nous n'en trouvons véritablement que dans les objections qui leur sont faites. La *chronicité* de chaque affection, le mode de *progression* qui lui est propre, son peu d'influence sur les principales fonctions, établissent un mode particulier d'existence qui n'appartient qu'à ce groupe et lui assigne, dans toute classification, une place des plus distinctes.

E. F. Le groupe des dermatoses *cancéreuses*, auquel se rattachent la *carcine* et la *kéloïde*, et celui des dermatoses *lépreuses*, qui réunit la *leuce*, la *spiloplaxie*, l'*éléphantiasis*, le *radésyge*, ne me paraissent pas avoir besoin de justification, surtout relativement à leur séparation des autres groupes ; mais, de plus, ils se rapprochent l'un de l'autre par un *caractère commun,* qui est la *destruction* qu'exercent sur nos tissus les maladies qui les composent.

G. Le seul reproche qu'on puisse faire au groupe des dermatoses *véroleuses* d'Alibert, lequel comprend les genres *syphilis* et *mycosis,* est d'être désigné par une expression mal sonnante et un peu trop crue; aussi pensons-nous qu'il est logique de conserver les mots *syphilis, syphilides,* qui ont absolument la même signification.

H. Le groupe des dermatoses *scrofuleuses* (genres *scrofule* et *farcin*) n'était pas d'une création facile : Alibert a pensé trouver dans la marche lente et insidieuse des scrofules, dans leur extrême opiniâtreté, dans la coïncidence habituelle de leur invasion avec le double travail de la dentition, dans la fréquence de leur guérison spontanée aux approches de la puberté, et jusque dans la forme bizarre de leurs productions pathologiques et de leurs cicatrices, des motifs suffisants de justification. Il est certain qu'aucun de ces caractères n'est sans importance, et il suffisait à notre maître, pour être à l'abri de tout reproche, de signaler la présence de la *matière tuberculeuse* comme signe pathognomonique de chaque scrofule. Ce seul caractère peut, en effet, servir de base à l'établissement d'un groupe naturel; il est du petit nombre de ceux dont l'importance efface l'unité.

I. J. Les partisans de Willan étant des premiers à reconnaître que le groupe des dermatoses *scabieuses* (*gale* et *prurigo*), et celui des dermatoses *hémateuses* (*péliose, pétéchie*), expriment des affinités réelles, et que cette dernière classe est même préférable à celle des *taches* de Willan, il ne nous reste plus qu'à prendre note de cet accord d'autant plus précieux qu'il est plus rare et qu'il nous dispense de toute réflexion.

K. On fait au groupe des dermatoses *dyschrômateuses* (*pannus*, *achrôme*) le même reproche qu'à celui des *eczèmes*. Il ne repose effectivement que sur une simple modification dans la substance colorante de la peau ; mais ici l'identité du siége pathologique suffit pour justifier le classificateur.

L. Quant au groupe des *hétéromorphes* qui n'est, comme l'observe avec raison M. Martins, qu'une copie des anomales de Tournefort, nous le savons composé des affections les plus disparates (*ichthyose, tylose, verrue, onygose, dermatolysie, nœve*) ; aussi le trouvera-t-on éliminé de notre classification.

Là s'arrêtent les groupes d'Alibert. Mais si des groupes, nous passions aux divisions secondaires, nous les trouverions encore établies d'après la théorie des rapports ou analogies morbides. Dans la plupart de ses divisions, Alibert s'est évidemment soumis au précepte des naturalistes, qui posent la subordination des caractères comme le meilleur moyen d'arriver à une méthode naturelle. Ce qui pourrait ici donner le change au premier abord, c'est qu'Alibert a pris les principaux éléments de ses caractères dans les symptômes prédominants de chaque affection. Le trouble fonctionnel a pour lui l'importance que nous voyons à l'élément anatomique dans le système de Willan.

Ajoutons, en terminant, qu'Alibert a su joindre à sa classification une nomenclature éminemment pittoresque, dans laquelle sont scrupuleusement conservées toutes les dénominations consacrées par l'antiquité.

Telle est donc cette brillante création qui a si longtemps

suscité(ant d'injustes clameurs, et aux principes de laquelle chacun s'empresse de se *rallier aujourd'hui*. A la place d'amères critiques et d'objections plus ou moins spécieuses, a-t-on vu surgir quelque classification subversive de celle d'Alibert et qui réponde mieux au besoin de la science? Il nous est, du moins, permis d'en douter en voyant les essais publiés de nos jours. Nous sommes loin d'attribuer ces derniers au vain désir d'attacher son nom à une production nouvelle ; mais nous nous demandons si une étude plus attentive des principes de notre maître et l'application de ces mêmes principes modifiés en raison des progrès incessants de la dermatologie, ne leur laisseraient pas le cachet d'une *superfluité* plus ou moins heureuse. Le nombre et la variété des classifications est certainement aujourd'hui l'une des plus grandes difficultés de la science des dermatoses : l'élève et le praticien lui-même se perdent facilement au milieu de systèmes parfois opposés et toujours si divers. Lorsque la fatigue ou l'ennui n'amènent pas comme fâcheux résultat une complète indifférence, ils perdent à se reconnaître dans ce dédale si compliqué, un temps précieux pour l'étude pratique. Loin de nous, toutefois, la pensée d'être injuste envers qui que ce soit : parmi les productions dermatologiques les plus récentes, il en est un certain nombre dont le mérite est incontestable ; et comme dans une question de prééminence nosologique, aucun praticien sage et consciencieux ne voudra émettre d'opinion avant d'avoir connu et sévèrement comparé tous les faits qui s'y rattachent, nous regardons comme un devoir de soumettre à l'appréciation de nos confrères chacun des systèmes qui font en ce moment la base des divers enseignements cliniques; et ce ne sera qu'après cet exposé qu'il nous sera permis de résumer notre travail, en faisant connaître les principes que nous soutenons nous-mêmes et que nous appliquons à la classification et au traitement des maladies de la peau.

Des ouvrages publiés sur les maladies de la peau, depuis Willan et Alibert, les uns, avons-nous dit, uniquement inspirés des principes de l'école anglaise, ne présentent dans la distribution des genres morbides que des changements de détail signalés dans notre *Nouveau Manuel des dermatoses* (deuxième édition: Considérations générales, pages 21 et suivantes); et comme ils laissent dans leur entier nos différentes objections, nous ne pourrions nous y arrêter sans nous exposer à des redites inutiles; aussi, ne faisons-nous que renvoyer le lecteur au traité de *Batemann*, à ceux de MM. Gibert, Cazenave et Schedel, aux articles d'ailleurs si pratiques du docteur Biett, etc.

D'autres, sans abandonner entièrement les théories de Willan, reconnaissent implicitement leur insuffisance puisqu'ils les réunissent à d'autres éléments pour établir leur classification; telles sont les publications de MM. Rayer, Baumès, Struve, John Wilson, etc.

Il en est enfin dont les auteurs se trouvent guidés par des principes différents de ceux de Willan, qu'il serait également difficile de rattacher aux méthodes de Lorry et d'Alibert, et qui constituent, par conséquent, autant *d'œuvres originales* dont la responsabilité scientifique pèse uniquement sur le nom des praticiens qui les publient.

A cette dernière catégorie se rattachent les classifications de Joseph Franck, Samuel Plumbe, Erasme Wilson, Veiel de Canstatt, Isensée, Hebra, Fuchs de Goettingue, élève de Schoenlein, Nicolas de Alfaro, la seconde de M. Cazenave, et celle toute récente de M. Devergie.

En présence de travaux aussi nombreux et aussi variés, nous éprouvons un certain embarras : donner à l'examen de chacun d'eux tout le développement que comportent la question qui nous occupe et le nom honorable de l'auteur, serait étendre indéfiniment notre sujet et noyer dans une érudition surabondante les conclusions pratiques auxquelles nous avons hâte d'arriver ; d'un autre côté, nous ne voulons être pour personne ni injuste, ni indifférent ; c'est pourquoi nous espérons qu'on nous pardonnera de tourner la difficulté qui nous tient en suspens, en fixant de préférence l'attention du lecteur sur les classifications qui se partagent l'opinion des écoles françaises.

A. *M. Rayer.* La méthode de M. Rayer n'est point une simple modification de celle de Willan ; et bien qu'en adoptant le système de l'auteur anglais pour l'établissement de ses divisions secondaires, ce savant confrère nous autorise à le conserver parmi ses partisans, nous devons à la vérité de reconnaître que, dans sa classification, les considérations tirées de l'*élément anatomique* se trouvent déchues du premier rang et sont incontestablement dominées par la loi des analogies.

M. Rayer ne reconnaît pas moins de 136 genres morbides cutanés ; aussi, pour les classer, admet-il quatre sections générales, dont la *première*, destinée aux maladies de la peau proprement dites, se subdivise en six chapitres dans chacun desquels sont décrits successivement 1° Les affections à une ou plusieurs formes élémentaires ; 2° les sécrétions morbides ; 3° les congestions et hémorrhagies cutanées et sous-cutanées ; 4° l'anémie cutanée ; 5° les névroses cutanées ; 6° les vices de conformation congénitaux ou acquis.

Dans la *deuxième* se trouvent décrites les altérations des dépendances de la peau (altération des ongles et de la peau qui les fournit; id. des poils et de leurs follicules).

Dans la *troisième*, l'auteur traite des corps étrangers animés ou inanimés qui s'observent soit à la surface de la peau ou dans son épaisseur, soit dans les parties qui lui sont sous-jacentes.

Dans la *quatrième* enfin, se trouve *isolé* l'éléphantiasis des Arabes.

Ce simple énoncé indique combien est prodigieux le nombre des maladies classées et décrites par M. Rayer; aussi, quelles que puissent être nos dissidences relativement à l'*étendue* du cadre pathologique adopté par ce savant, nous n'hésitons pas à reconnaître que son Traité des maladies de la peau est, sans contredit, le travail le plus riche de faits de tous ceux qui existent aujourd'hui dans la science dermatologique.

B. *M. Baumès*. Le traité de M. Baumès mérite de fixer notre attention en raison de la position scientifique élevée de son auteur et aussi par la nouveauté des opinions qu'il renferme. Pour bien comprendre ce travail, il me paraît indispensable d'en rappeler les principales divisions.

M. B. partage sa classification en deux parties bien distinctes : la première, qu'il intitule : *classification médicale* , est celle d'où l'auteur fait découler les principes les plus importants de thérapeutique ; la seconde appartient au classement des formes morbides et prend le nom de *dermatographie*.

M. B., pour établir sa première partie *(dermatologie)*,

admet d'abord qu'il existe au fond et comme principe de toute maladie cutanée, un état morbide particulier qu'il désigne par le mot *fluxion*, qui *siége* dans le système nerveux et dont la nature nous est, du reste, parfaitement *inconnue*; prenant ensuite pour base de ses divisions le caractère *étiologique* de chaque dermatose, notre savant confrère, pour qui le mot fluxion (qu'il soit ou non synonyme d'*irritation*, d'*inflammation*, de *congestion* ou *afflux morbide*), n'a d'autre valeur représentative que la *maladie cutanée* elle-même, admet, en raison des causes qui la produisent: 1° une fluxion de cause externe; 2° une fluxion réfléchie ou sympathique; 3° une fluxion déplacée ou métastatique; 4° une fluxion excentrique (résultat d'une disposition morbide générale venant se fondre à la peau); 5° une fluxion par diathèse (scrofuleuse, cancéreuse, scorbutique, syphilitique); 6° une fluxion idiopathique (développée par le seul fait d'une disposition *sui generis* du derme et indépendamment de tout état morbide interne); 7° une fluxion complexe.

M. B., après avoir ainsi classé les maladies de la peau d'après leur *étiologie*, s'occupe de leur faire subir une nouvelle distribution: dans ce travail, qui constitue ce que l'auteur appelle sa *dermatographie*, M. B. prend, à l'instar de Willan, ses caractères dans les formes éruptives ou anatomiques, avec cette différence toutefois, que M. B. rejette comme ne pouvant faire *type*, à cause de leur extrême mobilité, quelques-uns des éléments admis par l'auteur anglais; ainsi; la *bulle*, la *pustule*, etc. Tel est, à part les considérations fournies par la nomenclature toute particulière de M. B., l'exposé succinct des principes sur lesquels repose sa nouvelle méthode.

Cette classification, disons-le de suite, a d'autant plus trompé notre attente qu'elle émane du spirituel auteur de la lettre d'un *dermatophile de province* à MM. les *dermatophiles de Paris* (Lyon, 1834) : nous nous étions associé avec empressement aux nombreuses objections que cette lettre renferme contre l'école anglaise, et qui nous paraissent sans réplique. Comment, après cela, retrouver sans surprise l'application des mêmes principes dans le traité de notre honorable confrère? Ajoutons que la *partie médicale* de sa méthode n'est pas non plus exempte de reproche.

Notre première objection, pour ce qui la concerne, porte sur l'*unité* de caractère adoptée par M. B. : ici, du moins, l'*importance* du caractère choisi n'est point à contester ; nous en avons pour preuve le fameux *sublatá causá tollitur effectus* d'Hippocrate; mais telle importante que soit la connaissance de la cause, elle suffit rarement à elle seule pour la guérison de la maladie ; et puis, cette cause n'est que fort rarement *persistante ;* de plus, elle manque de *constance*, puisque dans une foule de cas, comme on l'a déjà dit ailleurs, elle reste complétement inconnue aux plus clairvoyants, et qu'on est bien alors forcé d'en faire abstraction. Donc, tout en insistant avec M. B. sur l'utilité des connaissances étiologiques dans l'étude des maladies de la peau, et sur les indications souvent précieuses qu'elles peuvent fournir au traitement de ces affections, nous ne pouvons admettre que l'*étiologie* puisse seule être prise comme base de divisions primordiales et dominant toute une classification.

Mais nos principales objections s'adressent à la partie *dermatographique :* nous contestons à M. B. le droit de méconnaître des ordres et des caractères éruptifs distingués et admis par la majorité des dermatographes; ainsi, nous ne pouvons approuver : 1° l'absence, dans son ordre nosologique, de la classe des *exanthèmes* qui fait partie de presque toutes les autres classifications ; 2° la fusion de la *vésicule* avec la bulle et la pustule. Dans une foule de cas pathologiques, une bulle n'est pas seulement une *grosse vésicule*, et la pustule proprement dite diffère, sous trop de rapports, de la bulle et de la vésicule pour être étudiée sous le même point de vue et confondue dans la même description.

Nous ne nous expliquons pas la présence du groupe d'*hétéromorphes* entre le cinquième et le sixième ordre de M. B., et dans lequel sont classés l'*érysipèle*, l'*urticaire*, les différentes espèces de *varus*, l'*esthiomène*, toutes affections bien définies et qui ne nous paraissent pas être sans analogues.

L'ordre des *végétations* ou excroissances et des *tumeurs-cutanées*, nous semble provisoire et destiné à subir de profondes modifications.

Quant à celui des affections par *diathèse*, il est certain qu'on en ferait, en y ajoutant la *diathèse herpétique* ou dartreuse, l'un des plus complets et des plus heureusement formés des cadres nosologiques.

Il est, du reste, d'autres points sur lesquels nous nous honorons d'être du même avis que M. B. ; ainsi, nous acceptons, sans réserve aucune, son opinion sur les affections désignées par les noms de *pithyriasis, psoriasis, lepra vulgaris,* etc. ; les deux dernières surtout ne sont évidemment qu'une seule et même affection, et l'examen pratique ne confirme pas les distinctions que certains auteurs s'obstinent à conserver entre elles.

Notre dernière objection s'adresse à la nomenclature de M. Baumès : ses principes, en apparence fort simples, sont en réalité d'un usage fort difficile. Son premier ordre, celui des *éruptions vésiculeuses*, auxquelles ce praticien rattache, comme nous l'avons déjà dit, les *bulles* et les *pustules*, nous offre des exemples suffisants de leur application. Ainsi, une éruption *bulleuse*, telle le phlysacia, sera dite *éruption vésiculeuse à grosses vésicules*; et selon que l'éruption sera discrète ou confluente, on ajoutera les mots : *éparse* ou *agglomérée*.

S'il s'agit de soulèvements épidermoïdes renfermant du pus (pustule), on dira : éruption *puro-vésiculeuse ;* pour peindre la rougeur de l'érythème qui accompagne si fréquemment les affections aiguës de la peau, on dira : éruption *érythémato-vésiculeuse*, ou *érythémato-puro-vésiculeuse ;* si, enfin, l'éruption doit avoir pour dernier résultat une croûte, on terminera l'énonciation par l'épithète *crustacée*.

Ici, j'en conviens, chaque épithète sert bien à caractériser un fait pathologique différent et incontestable ; mais on ne peut les employer qu'au fur et à mesure que se présente le caractère éruptif qu'elles sont appelées à signaler. Or, dans la majorité des affections cutanées, les formes de l'éruption se substituent l'une à l'autre de telle sorte que la dernière efface complétement celles qui l'ont précédée : il faut donc, pour éviter l'erreur des dénominations, laquelle peut entraîner, comme conséquence, celle du caractère morbide, soit attendre que le mal ait atteint sa dernière période, soit être positivement renseigné sur les phénomènes éruptifs qui en ont précédé l'examen, ce qui est souvent fort difficile.

Cela seul peut empêcher le mode de désignation proposé

par M. B. d'être d'un usage commode et général. Il a,
du reste, plus d'inconvénient pour les variétés ou espèces
secondaires que l'auteur confond dans des descriptions
communes, que pour les maladies à forme éruptive bien
tranchée (*forme type*), et se rattachant à des conditions
morbides internes plus ou moins importantes, parce que
l'auteur continue de les désigner par leur nom pratique
et habituel.

Malgré ces objections, le traité publié par M. Baumès
n'en reste pas moins un monument précieux élevé à la
science des dermatoses; c'est un pas immense tracé en
dehors de la routine.

C. Si l'on veut étudier, dans le numéro de février des
Annales des maladies de la peau, chacun des dix-sept ordres qui composent la classification de *Struve* (Berlin,
1829), on y verra dominer tantôt l'*élément anatomique* de
Willan sur la valeur duquel nous nous sommes suffisamment expliqués; tantôt une considération plus puissante,
celle du *caractère morbide :* de là, des divisions arbitraires
et systématiques à côté d'autres physiologiques. Le cadre
de Struve est aussi étendu que celui de M. Rayer; il renferme beaucoup d'affections qu'il serait logique de faire
rentrer dans les traités de pathologie chirurgicale (les
plaies, les *ulcères*, cette masse de *tumeurs dégénérées* dont
la peau n'est presque jamais le siége primitif). Nous en dirons autant pour la nosologie générale, des *névroses*, des lésions du système exhalant (*œdème, anasarque*). La seizième
classe renferme d'intéressants chapitres sur les *helminthes
cutanés*. En résumé, ce système, dans lequel les *papilles der-
moïdes* jouent l'un des principaux rôles, *mérite d'être si-*

gnalé comme un progrès, surtout sous le rapport de la no-
menclature (Sic.)

D. Nous rattacherons encore à cette deuxième catégorie,
John *Wilson*, qui après avoir admis des *éruptions fébriles ;*
des *inflammations simples* , d'autres *constitutionnelles* ;
d'autres *infantiles*, appuie la presque totalité de ses autres
divisions sur l'unique appréciation des formes éruptives
ou anatomiques ; aussi, l'un des principaux vices de cette
classification est un manque complet d'*unité* : l'auteur
semble ne pas avoir de principes dermatologiques arrêtés.

En tête des auteurs guidés par des principes différents
de ceux de Willan et d'Alibert, nous citerons *J. Franck.*

A. Cet auteur voulant suivre les exemples de *Retz* et de
Derien, divise les maladies de la peau en *aiguës* et *chroni-*
ques. Cette distinction, qui nous semble tout à fait naturelle au premier abord, tombe devant un examen approfondi; car si nous devons admettre avec Franck que des
dermatoses se présentent à nous avec un caractère constant-
d'*acuité*, tandis que d'autres suivent toujours une marche
chronique, nous sommes bien loin de pouvoir en dire autant de toutes les maladies cutanées. En effet, un grand
nombre d'entre elles nous offrent souvent et alternativement ces deux états phlegmasiques. Nous devons donc
regarder, avec MM. Schedel et Cazenave, la classification
de Franck comme tout à fait impraticable.

B. D'un autre côté, M. *Plumbe* prend pour bases de sa
classification les *causes apparentes* qui produisent les maladies de la peau. Cet auteur établit cinq divisions : dans la
première sont classées les affections qui tirent leurs caractères distinctifs des *particularités locales* de la peau (*acné,*
sycosis, porrigo); dans la deuxième, celles qui, liées à un

état de débilité de la constitution, dépendent d'une *dimi-nution* de *tonicité* dans *les vaisseaux cutanés* (*purpura*, *pemphigus, ecthyma, rupia*); dans la troisième, les *affections symptomatiques* d'un dérangement des voies digestives, et que caractérisent une inflammation généralement active (*porrigo favosa*, *porrigo larvalis, lichen, urticaire, herpès, furoncle*); dans la quatrième, les maladies dues à l'*irritation chronique* des *organes sécréteurs* de l'*épiderme* (lèpre, *psoriasis*, *pithyriasis, pellagre*, *ichthyose, verrues*); enfin, dans la cinquième, les affections les plus disparates (*gale* , *eczéma, éléphantiasis, érythème*).

Ce simple énoncé suffit pour mettre dans tout son jour l'insuffisance des bases de classification admises par M. Plumbe: aussi, ne sommes-nous pas surpris de lui voir un chapitre des plus étendus sur les *dermatoses hétéromorphes ou incertœ sedis*.

C. D. MM. *Veiel* de Canstatt et *Wilson* de Londres ont récemment émis sur la distribution des maladies de la peau, des idées différentes de celles que nous venons d'analyser et qui méritent de fixer notre attention :

Le premier de ces auteurs établit d'abord deux grandes classes : dans l'une sont rangées les *dartres* du *sang* (blutflechten); dans la seconde les *dartres* de la *peau* (hautflechten).

Quant aux espèces de dartres du sang, elles dépendent des différentes formes de *dyscrasie* du sang, de la prédominance de tel ou tel de ses principes constituants.

Les espèces de dartres de la peau se subdivisent d'après les différents organes élémentaires de la peau : ainsi, affections des glandes sébacées et sudoripares, des follicules pileux, du tissu cellulaire sous-cutané, etc.

Entre les dartres de la peau et celles du sang, l'auteur range l'importante classe des maladies contagieuses de la peau, caractérisées par la présence d'un principe contagieux matériel, palpable et vivant. Ainsi, l'*acarus* pour la gale ; la *monade filiforme*, le *vibrio lineola* pour la syphilis ; le *mycoderme* pour le favus, etc., etc.

Il existe, sans contredit, dans les distinctions établies par M. le docteur Veiel, un caractère de *pathologie pratique* fort remarquable ; il importe beaucoup, en effet, de savoir si une maladie de peau donnée tient à l'altération d'un des principes constituants de cette membrane, ou si elle n'est que le reflet extérieur d'un vice de nos fluides, d'un état général et constitutionnel ; ou bien si son développement est sous la dépendance d'un parasite malfaisant.

Mais c'est précisément parce que ces notions sont pour ainsi dire indispensables au praticien, qu'on a dû en tenir compte dans tous les traités dermatographiques ; d'ailleurs elles ont à nos yeux l'inconvénient des considérations trop générales, et elles enlèvent aux divisions secondaires la précision dont elles ont besoin.

E. Wilson. Quant à la classification de M. Erasme Wilson, son auteur nous apprend lui-même qu'elle est fondée sur *l'appréciation des considérations anatomiques et physiologiques de la peau.*

Tous les genres morbides y sont distribués dans quatre divisions principales ; ainsi : 1° *maladies du derme* ; 2° *maladies des glandes sudoripares* ; 3° *maladies des glandes sébacées* ; 4° *maladies des cheveux et des follicules pileux.*

La *première classe* appartenant à la trame la plus complexe par sa nature et son organisation, offre nécessairement le plus grand nombre de variétés pathologiques.

Ainsi : 1° *caractère générique, inflammation* ; celle-ci est ou *congestive*, ou *effusive*, ou *suppurative*, ou *dépositive*, ou *squammeuse*, ou par *animalcules parasites*. L'inflammation dite congestive est, de plus, subdivisée en *spécifique*, laquelle réunit la majeure partie des *exanthèmes*, et en non *spécifique*, pour quelques unes seulement des dermites cutanées.

Celle dite effusive est *asthénique* pour le pemphigus et le rupia ; et *sthénique* pour l'herpès, l'eczéma et le sudamina.

La deuxième division renferme, sous le nom d'*hypertrophies papillaires*, l'ichthyose, le tylosis, le clavus, les verrues et les cornes.

La troisième appartient aux désordres du tissu vasculaire et réunit le *nœvus vasculaire* et le purpura ; la quatrième aux désordres de la sensibilité sous le nom d'*hyperesthésie* et de prurit.

La cinquième enfin, aux désordres des *fonctions chromatogènes*, lesquels sont eux-mêmes subdivisés en raison de l'augmentation ou de la diminution, ou de l'altération du pigment, ou bien encore selon le *caractère chimique* de la coloration.

La *deuxième classe*, ou maladies des glandes sudoripares, réunit les affections caractérisées par l'augmentation ou la diminution, ou l'altération de sécrétion du fluide perspiratoire.

La *troisième classe*, ou maladies des glandes sébacées, réunit, comme la précédente, les affections que détermine l'augmentation ou la diminution, ou l'altération de la sécrétion sébacée, et, de plus, les maladies dues à la rétention de la sécrétion sébacée : ici l'auteur établit deux sous-divisions fondées sur l'état d'occlusion ou de liberté du conduit sébacé; enfin, l'inflammation des glandes et tissus adjacents (*acné*, *sycosis*).

La *quatrième classe*, ou maladies des cheveux et des follicules pileux , réunit les altérations caractérisées : soit par augmentation dans la formation (*nævus pileux*); soit par diminution (*alopécie, calvitie*); soit par altération de couleur (*canitie*). Dans une quatrième subdivision se trouve la *plique polonaise*, comme maladie de la pulpe même du cheveu ; l'*inflammation* des *follicules* et le *favus*, comme maladies des follicules ; enfin, dans une dernière, le *trichiasis* et le *feutrage*, comme direction anormale du produit pileux.

« Telle est cette classification fort importante à plus d'un titre, et contre laquelle, cependant, doivent s'élever un certain nombre d'objections. Ici, l'*inflammation* est prise dans une acception beaucoup trop étendue, et ses caractères ne sont pas toujours rigoureusement définis : pour nous, les *exanthèmes* ne sont pas de simples inflammations. (Sachons gré toutefois à l'auteur de les avoir réunis dans une même subdivision).

Nous sommes loin d'admettre avec lui que les maladies qu'il rassemble sous le titre d'*inflammations congestives spécifiques*, ne diffèrent entre elles que par la forme éruptive et tiennent à la présence d'un principe morbide identique. Nous pensons même que cette prétention de M. Wilson n'est pas susceptible d'être sérieusement discutée. Nous ne savons pas bien ce que l'auteur entend par inflammation *effusive* et *dépositive*; mais ce que nous lui contestons , c'est de pouvoir maintenir logiquement dans une même classe, des affections aussi dissemblables que celles qui figurent dans son premier ordre des maladies du derme.

Les autres divisions de cette classe reposent sur des appréciations fort importantes et presque toutes d'une rigoureuse précision anatomique; seulement, le *prurit* ne peut pas, à notre avis, constituer un genre morbide distinct; nous ajouterons que chacune des autres classes présente, au point de vue anatomique, des divisions fort naturelles; que les bases de ces divisions sont évidemment supérieures à celles de l'école willaniste, et que le tort principal de M. Wilson est d'avoir cru qu'il est possible d'asseoir une classification des maladies de la peau sur les seules considérations de structure et d'anatomie. La place assignée au *favus* nous donne à penser que notre savant confrère n'a pas sur cette affection la même manière de voir que M. Gruby.

Nous dirons enfin que M. Wilson, en éliminant de son cadre la classe entière des *syphilides* et ces redoutables *affections lépreuses* qui, dans le Nord aussi bien que sous certaines zones brûlantes, font le désespoir du malade et du praticien, a singulièrement favorisé l'application de ses vues anatomiques au classement des maladies de la peau.

(*Classification de M. le professeur Isensée*). Après la classification d'Erasme Wilson, se présente celle de M. le professeur Isensée, dont la réputation comme dermatologiste s'est étendue à presque toute l'Allemagne. Nous voudrions reproduire dans son entier cette œuvre remarquable dans laquelle les idées anciennes semblent vouloir se concilier avec celles des modernes; mais nous avons déjà dit les motifs qui nous forcent à des restrictions, telles regrettables qu'elles puissent être pour la science, surtout dans un travail du genre de celui-ci : rappelons du moins les bases sur lesquelles repose la classification de M. le professeur Isensée.

Notre savant confrère commence par distribuer les cent genres morbides cutanés qu'il reconnaît, dans deux classes primordiales, dont la première est destinée aux affections *idiopathiques* ; la deuxième aux maladies secondaires ou *symptomatiques*. A la première classe se rattachent : 1° la famille des *dyschroa* et *achroa* (ordre *maculæ*), laquelle correspond à notre groupe des lésions pigmentaires et réunit les colorations et décolorations morbides de la peau; 2° celle des *atrichia* et *dystrichia* (ordre, *pilosæ*) pour les diverses altérations du système pileux ; 3° celle des *épizoa* et *épiphyta* (ordre, *vivæ*) pour les dermatoses parasites.

Nous observerons avant d'aller plus loin, que nous n'admettons pas, avec l'auteur, le genre *nævus* parmi les *taches* et que nous ne regardons pas la *mélanose* ni la *viti-ligue* comme étant toujours des affections idiopathiques de la peau.

Nous dirons, relativement aux altérations du système pileux, que M. Isensée a peut-être donné trop d'importance à certains feutrages ou intrications des cheveux, en les élevant jusqu'au caractère *générique*. Quant à sa famille des parasites, qui ne comprend pas moins de douze *genres* parmi lesquels figurent le *prurigo* et le *favus*, nous manquons de lumières suffisantes pour en apprécier l'évidence et l'exactitude.

A la *deuxième classe* de M. Isensée, se rattachent des familles et des genres beaucoup plus nombreux : la première, celle des *hypertrophies* et des *atrophies* cutanées (ordre, *epidermo-nervosæ*), réunit à d'incontestables altérations de la peau, de véritables monstruosités qui doivent trouver leur place ailleurs que dans un traité de dermatologie; la deuxième, celle des *epiphora* et *variolosa* (ordre, *pustulosæ*), se retrouve avec l'inconvénient que nous avons signalé dans les ordres de Willan. L'application du même principe devait nécessairement avoir pour vice commun le rapprochement d'affections d'une nature différente, comme la *variole* et la *pustule maligne*; de plus, nous refusons à cette dernière le caractère *pustuleux*.

Nous adressons le même reproche aux quatre familles suivantes, dont les deux premières comprennent, sous le titre d'*exanthèmes*, les *gastrica* et *erysipelacea*, les *catharralia* et les *rhumatica*. L'*érythème*, qui figure dans ces ordres, n'est-il pas fréquemment une affection idiopathique, et peut-on dire que la *scarlatine* soit une conséquence de l'état gastrique, pas plus que la *rougeole* d'une fièvre catarrhale, ou la *miliaire* d'une disposition aux rhumatismes? Dans les exanthèmes, il existe, entre l'efflorescence de la peau et la phlogose des muqueuses pharyngienne et laryngo-bronchique, une coïncidence fort remarquable dont nous ne prétendons pas donner l'explication, mais qui nous paraît l'effet d'une incitation commune et non la conséquence l'une de l'autre.

Nous ne craignons pas de dire qu'au point de vue du *caractère morbide*, la troisième de ces familles, *scrophulosa* et *impetiginosa* (ordres , *glandulo-sebaceæ* et *vesiculo-bullæ*) présente le désordre le plus complet : y a-t-il, je le demande, le moindre rapport pathologique entre les *varus*, l'*esthiomène* et les dartres *squammeuses* et *furfuracées* ? Que dire du voisinage de la vésiculite (*herpès*), de la mélitagre (*impetigo*), du pompholix ?

La quatrième, *leprosa syphilitica* (ordre, *tuberculo-squam-mosæ*), est plus heureusement formée: nous ne pensons pas toutefois qu'on puisse confondre les *syphilides* avec les *lèpres*, pas plus que la *carcine* avec le *scorbut*, comme l'auteur le fait dans son avant-dernière famille, celle des *scorbutico-tiphosa* et *carcinomatosa* (multiformes).

Nous assumons la responsabilité de ces différentes critiques si on nous laisse au point de vue où nous nous sommes constamment placés, celui des *anomalies* ou *analogies morbides*. Nous avons déjà démontré l'insuffisance des bases fournies par l'anatomie pathologique, et comme une partie de la classification de notre honorable confrère n'a point d'autre appui, nous devons le dire sans hésitation comme sans arrière-pensée : d'autant plus que la franchise est un nouvel hommage rendu au caractère de celui qui sait l'inspirer.

(*Classification de M. le docteur Hébra*). M. Hébra a voulu démontrer qu'il est plus utile de considérer les maladies de la peau sous le rapport des tissus qu'elles occupent que sous celui de leur forme : il tire en conséquence ses divisions des caractères anatomo-pathologiques de la peau : ainsi, première classe, *hypertrophies*, ou accroissement de volume de l'une ou l'autre des parties constituantes de la peau ; deuxième classe, *atrophies* ou diminution de volume de ces organes ; troisième classe, *anomalies de sécrétion*, non-seulement par altération des liquides, mais encore par maladie propre des organes sécréteurs; quatrième classe, *processus transudatif* ou *séreux*, ou *puriforme*, ou *coagulable*, ou *hémorrhagique ;* cinquième classe, *hémorrhagies ;* sixième classe, *stases, congestions ;* septième classe, *nouvelles formations* ; huitième classe, *formations végétales* pour le *favus seul ;* neuvième classe , *formations animales,* pour l'acarus de la gale, celui des follicules et le cysticerque.

Pour nous, ces distinctions sont bien supérieures à celles de l'école anglaise, et comme nous les retrouverons, pour la plupart, dans certaines classifications plus récentes, nous nous abstenons d'en faire, quant à présent, l'objet d'un examen plus approfondi.

(*Classification de M. le docteur Nicolas de Alfaro*). Quant au système de classification de M. Nicolas de Alfaro, de Madrid, si l'on en excepte le *second groupe* du premier ordre, lequel réunit dans cinq divisions secondaires la majeure partie des prétendus *éléments anatomiques* de Willan et rappelle ainsi les anomalies choquantes contre lesquelles nous nous sommes déjà maintes fois élevé dans le cours de cet examen, nous lui trouvons une tendance éminemment pratique, et nous nous promettons de lui assigner dans notre enseignement la place distinguée qui doit lui appartenir. Plusieurs groupes de M. Alfaro n'ont d'autre base que le *caractère morbide*: ainsi, les sections des *scrofules*, du *cancer*, des *syphilides*. Mais pour mieux faire apprécier le mérite du travail publié par notre confrère, nous en rappellerons les principaux éléments :

Premier ordre, maladies de la peau proprement dites :

Premier groupe : maladies déterminées par l'inflammation simple de la peau et par ses produits, sans caractère élémentaire distinctif, *injection, induration, hypertrophie, ramollissement, suppuration, abcès, plaies, ulcère, fistule, gangrène, formation de cicatrices, brûlure , phlegmon, furoncle, anthrax.*

Deuxième groupe : maladies spéciales avec des formes morbides essentielles; ici, nous retrouvons à regret les nombreuses et si diverses affections classées par Willan dans ses ordres *exanthémateux, vésiculeux, bulleux, papuleux, pustuleux.*

Troisième groupe : maladies constitutionnelles déterminées par les vices cancéreux, scrofuleux, syphilitique : pourquoi ce groupe, si logiquement formé, reste-t-il incomplet par l'absence du *vice herpétique ?*

Deuxième ordre, maladies des dépendances de la peau.

Ainsi, altérations : 1° des poils : *canitie, alopécie, trichoma, plique polonaise* ;

2° De l'épiderme: *exfoliation, productions cornées, ichthyosis, callus, verrues, pithyriasis.*

3° De la sécrétion de la peau: *flux sébacé, sueur.*

4° Des ongles: *onyxis.*

5° Des follicules : *concrétions, tumeurs folliculeuses, méliceris, stéatôme.*

6° De la couleur : *éphélides, lentigo, albinisme, anémie, pétéchies, ecchymoses, purpura, nigritie, colorations artificielles,* pathologiques et cadavériques.

Le troisième ordre de M. Alfaro comprend : les maladies rares ou des climats, *absence de la peau, portions de peau trouvées dans les kystes des ovaires, lèpre et ses variétés, pellagre; éléphantiasis des Arabes et des Grecs, grain* ou *bouton d'Alep, mal de Crimée, tara de Sibérie, pinte du Mexique.*

Telle est la classification de M. Alfaro, que nous avons vu bien des fois assister aux leçons cliniques de notre maître, et dont le talent d'observation se montrait dès cette époque sous un jour des plus favorables.

(*Classification de M. le docteur Fuchs de Gœttingue*). M. Fuchs, élève de Shoenlen, et dont la réputation, comme dermatologiste, est, en Allemagne, aussi brillante et aussi répandue que celle de M. le professeur Isensée, est un de ceux qui, réalisant et développant sur une plus vaste échelle les idées du maître, ont conservé les saines doctrines d'Hippocrate et se montrent de dignes émules de Lorry et d'Alibert. Il emprunte aux botanistes jusqu'à leur langage, et en cela peut-être a-t-il outrepassé les exigences de la loi des *analogues*. Sa classification renferme un grand nombre de familles fort naturelles : ainsi, les *exanthèmes*, les *syphilides*, les *lèpres*, les *carcines*, les *scrofules*, etc., etc. Seulement, nous trouvons son cadre trop vaste ; nous y voyons figurer bien des genres qu'il serait facile de faire rentrer dans la pathologie générale, et nous serions fort disposés à restreindre sa famille des *érysipélatoses* en lui empruntant, au profit des exanthèmes, la *scarlatine*, la *rougeole*, la *varicelle*, la *variole*, la *vaccine*, qui appartiennent véritablement à cette dernière classe.

Nous ne pouvons terminer ce parallèle des classifications dermatologiques, sans exposer les principes de celles qu'ont récemment publiées MM. Cazenave et Devergie.

(*Classification de M. Cazenave*). Le cadre tracé par le premier de ces praticiens distingués est une véritable conquête en faveur des principes de Lorry et d'Alibert. Tous les genres morbides reconnus par son auteur sont réunis dans les huit classes ou ordres primordiaux suivants :

1° Éruptions non spécifiques, à l'*état aigu ou chronique*, pour l'érythème, l'érysipèle, l'urticaire, l'herpès, l'eczéma, le pemphix, l'impetigo, l'ecthyma, le sycosis, le lichen.

2° Éruptions non spécifiques, *toujours à l'état chronique*,

pour le rupia, la lèpre, le psoriasis, le pithyriasis, la pellagre.

3° Eruptions spécifiques, *toujours à l'état aigu*, réunissant
les exanthèmes ou fièvres éruptives.

4° Éruptions spécifiques, *toujours à l'état chronique* (syphilides).

5° Lésions de sécrétion, pour l'acné, le porrigo, l'ichthyose, le lentigo, les éphélides.

6° Dégénérescences avec tendance à détruire les parties
affectées (molluscum, éléphantiasis des Grecs, id. des
Arabes, kéloïde, lupus, bouton d'Alep, frambœsia).

7° Hémorrhagies (purpura).

8° Corps étrangers (gale).

La première, et je dirai même la plus forte impression
que nous laisse cet exposé de la récente classification de
M. Cazenave, est de voir qu'en la fondant, son auteur n'a
pas une seule fois pris en considération l'importance réelle
ou exagérée de l'*élément anatomique* dont il s'était montré
jusqu'ici l'un des plus zélés défenseurs. Nous retrouvons
en effet dans chacun des ordres qui réunissent plusieurs
maladies cutanées, ce mélange des formes éruptives que
MM. les willanistes ont si souvent reproché à la méthode
d'Alibert, ce qui jette, disaient-ils, dans les ouvrages du
célèbre dermatographe français tant de *confusion et d'obscurité*.

Ce retour aux doctrines physiologiques ne sera pas de
notre part l'objet d'un reproche ; car il faudrait pour cela
nous mettre en opposition directe avec tout ce que nous
avons dit précédemment contre l'insuffisance de l'*élément
anatomique* comme base d'une classification : toutefois, nous

ne croyons pas moins être autorisé à penser qu'il y aurait avantage pour cette classification, à restreindre le nombre des *classes* et des divisions principales, en même temps qu'on augmenterait celui des *subdivisions*. Ainsi, nous supposant pour un instant à la place de l'auteur, nous proposerions d'établir, comme nous l'indiquons dans notre *tableau synoptique*, une seule classe d'éruptions *non spécifiques* qui serait alors suivie de trois subdivisions; l'*une*, pour les éruptions non spécifiques toujours à l'état aigu; la *seconde*, pour celles toujours à l'état chronique; la *troisième* enfin, pour les affections qui revêtent alternativement ces deux caractères de l'*inflammation*. Ce premier ordre semble représenter, dans la pensée de l'auteur, le groupe des *dermatoses eczémateuses* d'Alibert, et répondrait à notre classe des *dermites* : s'il en était réellement ainsi, nous serions éloignés de partager les opinions de M. Cazenave sur le choix des affections qu'il a réunies sous le titre commun d'*éruptions non spécifiques*; mais nous reviendrons tout à l'heure sur ce sujet.

B. Notre seconde classe serait naturellement celle des *éruptions spécifiques* admises par l'auteur : dans une première *subdivision*, nous admettrions les éruptions qu'on rencontre toujours à l'état aigu; dans une *seconde*, les éruptions spécifiques à l'état chronique.

Cette seconde classe pourrait paraître fort *naturelle*, bien qu'elle ne repose que sur un caractère unique, la *contagion;* car, avons-nous observé, un caractère, pour être seul, n'en est pas moins quelquefois suffisant à cause de son *importance*, et le caractère contagieux nous paraît être dans ce cas. Mais il faut reconnaître que, entre nos deux subdivisions, il existerait une ligne de démarcation trop tranchée ; car si, dans les syphilides, le *caractère contagieux* suffit au diagnostic, et doit être donné, dans bien des cas, comme l'unique moyen de distinction et de certitude, il est loin d'avoir la même utilité pour l'étude des *dermatoses exanthémateuses*. Et en second lieu, dans les exanthèmes, l'importance du caractère contagieux est balancée, sinon dépassée, par celle de la *forme éruptive*, laquelle, à son tour, ne mérite, dans la plupart des syphilides, qu'une attention secondaire. Nous remarquerons, enfin, que toutes les syphilides, par exemple la *roséole*, ne rentrent pas dans les éruptions chroniques.

C. La classe des *lésions de sécrétion* ne nous paraît pas suffisamment justifiée, eu égard au petit nombre de genres morbides qu'elle renferme. Ainsi, le genre *acné* (varus) qui se trouve en tête, n'est, comme le *sycosis* (mentagre), rangé dans la première classe, qu'une altération des *follicules sébacés :* je demanderai alors pourquoi sépare-t-on ces deux affections? Les deux variétés du genre *porrigo*, admises par Biett et reconnues par M. Cazenave, ne sont plus, depuis les recherches de M. Gruby, que des affections *parasites*, lesquelles devraient quitter la classe des lésions de sécrétion pour celle des *corps étrangers*. Quant à l'*ichthyose*, il me paraît difficile de le séparer des autres affections squammeuses auxquelles Willan l'avait réuni. Il est, en effet, certain que dans cette affection, le symptôme prédominant est une altération évidente de la sécrétion épidermique. Ne retrouve-t-on pas le même phénomène dans les dartres furfuracées d'Alibert (*pithyriasis, psoriasis, lepra vulgaris*) ? la principale différence qui les sépare de l'ichthyose vient peut-être de ce que, dans cette dernière affection, le caractère chronique est plus prononcé et les chances de guérison encore plus incertaines. Nous serions donc disposé à restreindre la classe des lésions de sécrétion aux seuls genres *lentigo et éphélide* qui figurent dans le groupe des *dermatoses dyschromateuses* d'Alibert, et dans notre classe des *lésions pigmentaires;* encore manquerait-il le genre *achrome* ou *vitiligue*.

D. La classe des *dégénérescences* est beaucoup plus heureusement formée. Il est certain que cette tendance à l'ulcération forme un caractère des plus saillants, et commun aux genres morbides réunis dans cette classe : seulement, nous sommes surpris de ne pas y voir figurer la *carcine cutanée*. D'autre part, nous pensons qu'il serait encore ici nécessaire d'établir plusieurs subdivisions ; car les *lèpres* ne détruisent pas à l'instar des affections *syphiloïdes*, ni celles-ci comme la *scrofule* ou le *cancer*.

Nous pourrions encore nous demander, à propos de la classification qui fait en ce moment l'objet de notre examen, quelles limites son auteur a données au mot *spécifique :* si, dans une affection quelconque, la *spécificité* n'est pas indépendante de la forme éruptive, et si la même forme ne pourrait pas appartenir tantôt aux affections spécifiques, tantôt aux simples inflammations aiguës ou chroniques ? Ces différentes observations, que je crois fondées, nous firent supposer d'abord que la classification de M. Cazenave n'était que la première application d'une pensée féconde en résultats pratiques, et ce n'est pas sans étonnement que nous la voyons reproduite dès la première livraison d'une publication toute récente et d'ailleurs fort remarquable.

(*Classification de M. Devergie*). Le cadre dermatologique exposé par M. Devergie, dans le numéro d'août 1844 du *Bulletin général de thérapeutique*, a pour principe une double distinction basée sur la présence ou l'absence d'un produit de sécrétion : ainsi, d'abord, deux grandes catégories, 1° *maladies sécrétantes*; 2° *maladies non sécrétantes*.

Les sous-divisions, pour la première catégorie, reposent sur les différences du produit sécrété. *A. sérosité :* eczéma, pithyriasis rubra aigu, eczéma lichénoïde, gale, herpès phlycténoïde , pemphigus. *B. sérosité purulente :* eczéma impetiginodes. *C. sérosité purulente et sanieuse :* rupia, ecthyma cachecticum. *D. pus :* impetigo, acné, gale, ecthyma, sycosis. *E. matière grasse* ; acné sebacea, acné punctata.

Voici les caractères différentiels que nous trouvons inscrits en tête des subdivisions de la seconde catégorie, celle des maladies non sécrétantes : *A. rougeur fugace:* érythème, urticaire, roséole, couperose érythémateuse. *B. rougeur persistante:* purpura, scorbut. *C. rougeur avec état papuleux de la peau :* lichen et strophulus. *D. rougeur circonscrite avec furfures et état chagriné de la peau :* pithyriasis rubra. *E. rougeur avec épaississement de la peau et avec squammes :* psoriasis, lepra vulgaris. *F. squammes sans rougeur.* ichthyose. *G. papules sans rougeur,* lichen chronique, prurigo. *H. J. productions végétales,* id. *productions animales.*

Le premier motif qui me paraît avoir déterminé M. Devergie à publier une nouvelle classification des maladies de la peau, lui est suggéré par l'insuffisance des mé-

thodes de Willan et d'Alibert. « La première, dit notre honorable confrère, bien que généralement adoptée aujourd'hui, a le tort d'avoir pour base les formes élémentaires des dermatoses que chacun sait être le plus souvent modifiées dans les six ou huit premiers jours de la maladie, *en sorte que le médecin les appelle en vain à son aide.*

La méthode d'Alibert est encore plus compliquée ; elle est d'ailleurs moins rigoureuse ; puis, ajoute l'auteur, j'ai cherché à grouper les maladies cutanées non-seulement de manière à faciliter leur diagnostic, en prenant pour base leurs caractères les plus saillants et surtout ceux qu'elles conservent le plus longtemps ; mais encore de telle sorte que les bases du diagnostic conduisent à des indications thérapeutiques. »

Du reste, M. Devergie est le premier à reconnaître que son cadre dermatologique est moins une classification proprement dite qu'une *méthode de diagnostic.*

Nous souhaitons sincèrement que notre honorable confrère ne se soit pas fait illusion sur les avantages qui se rattachent à sa nouvelle manière de distribuer les genres morbides cutanés : nous sommes d'accord avec lui sur l'insuffisance *bien constatée* des principes de classification admis par Plenck et Willan. Nous n'avons pas à revenir sur notre opinion relativement à la méthode d'Alibert ; mais nous dirons que notre maître nous paraît avoir apprécié à leur juste valeur l'importance des caractères fournis par les produits pathologiques en ne s'en servant que pour sa *nomenclature.* Ces produits, tout en étant plus durables, n'en subissent pas moins avec le temps de notables transformations. Aussi voyons - nous sans surprise, un assez grand nombre d'affections se *répéter* dans les groupes de M. Devergie.

Nous contestons que l'étude du *produit morbide secondaire* ait pour le praticien la même valeur pathologique que celle du *produit élémentaire*, en raison des rapports anatomiques ou de structure qui lient ce dernier au siége de la maladie. Nous allons jusqu'à penser, avec M. Baumès, que ces rapports anatomiques, s'ils pouvaient être constamment saisis et appréciés, suffiraient à eux seuls pour constituer la base d'une classification méthodique et jusqu'à un certain point naturelle.

Là s'arrêterait enfin notre tâche, que des emprunts faits aux écoles étrangères ont rendue passablement laborieuse, s'il ne nous fallait exposer nos opinions personnelles sur la manière dont nous concevons la classification et le traitement des maladies de la peau.

Chacun des systèmes qui viennent d'être passés en revue se rattachent aux principes de Willan ou à ceux d'Alibert : ces deux hommes célèbres sont donc les vrais législateurs en dermatologie : on les appellerait aujourd'hui les *princes de cette science*. La gloire de ceux qui ont écrit depuis leur époque sur les dermatoses, consiste principalement à se montrer leurs disciples ou leurs imitateurs. Pour nous, élève d'Alibert, nous disons tout haut notre préférence pour ses méthodes : nous les avons prises pour *guide* dans notre distribution des genres morbides cutanés. L'on jugera, par le tableau qui termine cet examen, de notre fidélité à suivre les principes des naturalistes, en même temps que nous tenons compte des objets à classer et des progrès incessants de la science des dermatoses.

CLASSIFICATION DE M. DUCHESNE-DUPARC.

(Consulter le tableau ci-joint.)

Cette classification, que nous ne craignons pas d'appeler *physiologique*, renferme 44 genres morbides dont il nous paraît facile de justifier la présence. Nous les avons répartis dans onze classes ou ordres particuliers.

Exposé des considérations qui justifient l'établissement des différents ordres réunis dans notre cadre dermatologique.

« 1° La classe des *Dermites cutanées* correspond au groupe des dermatoses eczémateuses d'Alibert; nous n'y faisons figurer ni l'*aphthe* qui appartient au système muqueux; ni l'*épinyctide* qui n'est qu'une variété de l'urticaire, ni le *nirle* qu'on doit considérer comme variété du prurigo, ni le *zona* qui n'est qu'une variété de la vésiculite (herpès). »

Caractères pathologiques. — Chaque affection, dans cette classe, se présente avec un caractère franchement aigu et inflammatoire. Elle appartient à l'ordre commun des hypérémies ou maladies sthéniques que distinguent des *causes* presque toujours directes et locales, plus ou moins rapides et énergiques, d'une nature irritante; des *symptômes* caractéristiques de toute irritation, comme douleur, injection et coloration, gonflement, etc.; ses modes de *terminaison* sont la résolution, la suppuration, la gangrène, l'induration. Ici, le caractère morbide reste toujours celui de l'*inflammation* : le degré de violence et l'étendue du développement établissent seuls les distinctions; chaque phénomène retrouve son analogue dans tout autre organe de l'économie dés

CLASSIFICATION PHYSIOLOGIQUE DES MALADIES DE LA PEAU,

ADOPTÉE DANS SES LEÇONS CLINIQUES, PAR M. DUCHESNE-DUPARC.

(Genres morbides reconnus et décrits : 44. On les trouve répartis dans les onze classes suivantes).

1re CLASSE. — DERMITES CUTANÉES (1).

GENRES.	ESPÈCES.	VARIÉTÉS.
D. simples. Erythème.	Éryth. aigu.	Spontané. / Accidentel.
	id. chronique.	Engelure.
	id. traumatique (paratrime).	Palmaire. / Plantaire. / Coccygien.
	id. intertrigo.	De l'enfance. / De la grossesse. / De l'obésité.
Érysipèle.	Érysipèle simple. / id. phlegmoneux. / id. œdémateux.	
Pemphix.	Pemphix aigu. / id. chronique.	
Phlysacia.	Phlys. aigu. / id. chronique.	
Urticaire.	Urticaire aiguë. / id. chronique.	
Vésiculite (herpes).	Vésiculite éparse. / id. agglomérée. / id. en zone (zona). / id. annulaire.	
D. phlegmoneuse. Furoncle.	Furoncle vulgaire (clou). / id. guêpier (anthrax). / id. atonique.	
D. gangréneuses. Charbon.	Charbon sporadique. / id. épidémique. / id. pestilentiel.	
Pustule maligne.	Pustule maligne sporadique. / id. endémique.	

2e CLASSE. — EXANTHÈMES (2).

GENRES.	ESPÈCES.	VARIÉTÉS.
Variole.	Var. discrète. / id. confluente.	
Vaccine.	Vaccine normale. / id. anormale.	
Varicelle.	Varicelle vésiculeuse. / id. papuleuse. / id. pustuleuse.	Simple. / Ombiliquée.
Roséole.	Roséole idiopathique. / id. symptomatique.	
Rougeole.	Rougeole normale. / id. anormale.	
Scarlatine.	Scarlatine normale. / id. anormale.	
Miliaire.	Miliaire normale. / id. anormale.	

3e CLASSE. — GOURMES (3).

GENRES.	ESPÈCES.	VARIÉTÉS.
Gourmes tantôt dépuratoires, tantôt accidentelles. Achore.	Achore lactumineux. / id. muqueux.	
Porrigo.	Porrigo furfuracé. / id. tonsurant. / id. granulé. / id. amyantacé.	
Gourme parasite. Favus.	Favus alvéolaire. / id. scutiforme.	

4e CLASSE. — DARTRES (4).

GENRES.	ESPÈCES.	VARIÉTÉS.
Herpes.	Herpes furfureux.	Pithyriasis. Will. D. furfuracée volante. Alib.
	id. squammeux.	Psoriasis, lepra vulg. W. D. squam. centrifuge, lichénoïde, Alib.; icthyosa.
	id. vésiculo-squammeux.	Eczema, Will. D. squam. humide, Alib.
Varus ou acné.	Varus sébacé. / id. pustuleux (miliaire). / id. érythémato-pustuleux (couperose).	
	id. tuberculo-pustuleux.	Disséminé. / Du menton (Sycosis, Will.; Mentagre. Alib.)
Mélitagre (impetigo).	Mélitagre récente. / id. invétérée.	

5e CLASSE. — DÉGÉNÉRESCENCES (5).

GENRES.	ESPÈCES.	VARIÉTÉS.
D. cancéreuses. Carcine.	Carcine tuberculeuse. / id. verruqueuse (des ramoneurs). / id. mélanée. / id. éburnée. / id. globuleuse. / id. médullaire.	
D. lépreuses. Spiloplaxie.	Spil. vulgaire ou mal mort. / id. scorbutique. / id. indienne.	
Leuce (vitiligue).		
Eléphantiasis.	Eléph. des Grecs. / id. des Arabes.	
Pellagre.	Pellagre sporadique. / id. endémique.	

6e CLASSE. — SCROFULES (6).

GENRES.	ESPÈCES.	VARIÉTÉS.
Scrofule.	Scrof. vulgaire	Cutanée. / Ganglionnaire. / Osseuse.
	id. endémique	(Crétinisme).
Esthiomène (lupus).	Esthiomène serpigineux. / id. térébrant.	

7e CLASSE. — SCABIES (7).

GENRES.	ESPÈCES.	VARIÉTÉS.
Gale.	Gale vésiculeuse. (légitime). / id. papuliforme. / id. pustuliforme.	
Prurigo.	Prurigo vulgaire. / id. lichénoïde. / id. latent. / id pédiculaire.	

8e CLASSE. — HÉMORRHAGIES CUTANÉES (8).

GENRES.	ESPÈCES.	VARIÉTÉS.
Péliose.	Péliose sthénique. / id. asthénique.	
Pétéchie.	Pétéchie idiopathique. / id. symptomatique.	

9e CLASSE. — LÉSIONS PIGMENTAIRES (9).

GENRES.	ESPÈCES.	VARIÉTÉS.
Panne (éphélide).	Panne lenticulaire. / id. hépatique. / id. mélanée. / id. carate.	
Achrôme (albinisme).	Achrôme accidentel. / id. congénial.	

10e CLASSE. — HYPERTROPHIES CUTANÉES (10).

GENRES.	ESPÈCES.	VARIÉTÉS.
Hyp. simple.	Dermatolysie.	Derm. partielle. / id. cellulo-dermoïde.
Hyp. capillaire.	Nœvus.	Nœvus phlébectasique. / id. angiectasique.
	Tumeur vasculaire.	Tumeur variqueuse. / id. érectile.
	Kéloïde.	Kél. vraie. / id. fausse.
Hyp. tuberculeuse.	Verrue.	Verr. sessile (vulgaire). / id. pédiculaire (achrocordon).
Hyp. accidentelle.	Cors.	Cors calleux (durillon). / id. gompheux (clou.)

11e CLASSE. — SYPHILIDES (11).

GENRES.	ESPÈCES.	VARIÉTÉS.
Syphilis.	Syphilis éruptive.	Syph. exanthématique. / id. vésiculeuse. / id. bulleuse. / id pustuleuse. / id. tuberculeuse. / id. papuleuse. / id. squammeuse
	id. végétante. / id. ulcérante	
Mycosis (frambœsia).	Mycosis fongoïde. / id. syphiloïde.	
Radesyge.	Radesyge vulgaire. / id. scabieuse.	

(1) Cette classe répond au groupe des dermatoses eczémateuses d'Alibert; nous n'y faisons figurer ni l'*aphthe* qui appartient au système muqueux, ni l'*épinyctide* qui n'est qu'une variété de l'urticaire, ni le *nirle* qu'on doit considérer comme une variété du prurigo, ni le *zona* qui n'est qu'une variété de la *vésiculite*.

(2) Nous avons retiré de cette classe, qui répond au second groupe d'Alibert, le genre *clavelée* comme appartenant à la médecine vétérinaire.

(3) Cette classe répond au groupe des dermatoses teigneuses d'Alibert; nous en retranchons le genre *trichoma* ou *plique*, qui ne nous paraît pas devoir être pris comme maladie cutanée idiopathique.

(4) Cette classe répond au quatrième groupe d'Alibert; nous en retranchons l'*esthiomène* pour le réunir à la classe des scrofules; et nous y rattachons l'*ichthiose* qui se comporte à l'instar des maladies dartreuses, et fait en conséquence, partie du genre *herpes*.

(5) Cette classe réunit, comme on le voit, le groupe des dermatoses cancéreuses d'Alibert, et celui des dermatoses lépreuses.

(6) Nous retranchons de cette classe, le genre *farcin* admis par Alibert; il appartient à l'art vétérinaire.

(7) En ajoutant le *favus* aux deux genres de cette classe, on formerait un ordre fort naturel de *dermatoses parasites*.

(8) Cette classe répond au groupe des dermatoses hémateuses d'Alibert; nous préférons au mot *hémateux* le terme commun *hémorrhagie*.

(9) Cette classe répond au groupe des dermatoses dyschromateuses d'Alibert.

(10) Cette classe nous appartient en entier; nous la regardons comme une des plus naturelles, de notre cadre nosologique.

(11) Elles sont aussi nombreuses qu'il existe de formes éruptives particulières, excepté les végétations et l'ulcération qui ont leur caractère propre. Nous y rattachons le *radesyge*, qu'Alibert avait classé à tort, selon nous, parmi les affections lépreuses.

qu'il est enflammé. Nous verrons la similitude complétée jusque par le traitement mis en usage.

« 2° Nous avons éliminé de la classe des *exanthèmes*, qui répond au second groupe d'Alibert, le genre *clavelée*, comme appartenant à la médecine vétérinaire. »

Caractères pathologiques. — Ces différentes éruptions constituent autant d'efflorescences qui ne peuvent s'épanouir qu'à la surface des tissus membraneux et dans lesquelles la peau remplit les fonctions d'un véritable émonctoire.

Ici, l'inflammation, loin d'être un accident, semble, au contraire, établie dans l'intérêt de l'évolution morbide. La preuve en est que le médecin est plus souvent appelé à l'entretenir ou à la provoquer, qu'à lutter contre elle. Ne trouvons-nous pas d'ailleurs dans le caractère étiologique de ces affections, dans la périodicité de leur marche, dans la singulière propriété de n'apparaître généralement qu'une fois dans le cours de la vie, comme une espèce de tribut imposé à notre nature physique; dans leur commune virulence, dans leur forme souvent épidémique et jusque dans les précautions qu'exige leur convalescence, des motifs plus que suffisants de rapprochement et d'homogénéité.

« 3° La classe des *Gourmes* répond au groupe des dermatoses teigneuses d'Alibert : nous en retranchons le genre *trichoma* qui, dans l'état actuel de la science, ne nous paraît pas devoir être pris comme maladie cutanée idiopathique. »

Caractères pathologiques. — Nous trouvons des motifs suffisants de maintenir cette classe dans la constance du siége pa'hologique et même anatomique des affections qui la composent, dans la singularité de leurs produits morbides, dans leur fréquente coïncidence avec certaines évolutions organiques, dans leur innocuité habituelle et le caractère souvent critique et dépuratoire de leurs évolutions, *toutes conditions qui leur constituent un mode particulier d'existence et rendent inutiles les efforts déjà tentés pour rapprocher ces affections d'autres maladies bien autrement graves, qu'on ne rencontre que chez l'adulte et qui n'ont avec celles-ci que des rapports de forme plus ou moins éloignés.*

———

« 4° La classe des *Dartres* répond au quatrième groupe d'Alibert; nous en retranchons *l'esthiomène* pour le réunir à l'ordre des scrofules, et nous y rattachons l'*ichthyose*, qui se comporte à l'instar des maladies dartreuses et rentre parfaitement dans le genre *herpès*. »

Caractères pathologiques. — La classe des dartres est, sans contredit, une des plus naturelles que l'on puisse former; la fréquence de ces affections, leur présence dans toutes les classes de la société, leur origine souvent héréditaire, leur mode particulier de progression et d'envahissement, leur caractère essentiellement chronique, leur grande ténacité, malgré leur compatibilité habituelle avec l'exercice des principales fonctions, leurs subites exacerbations, leur extrême tendance à récidiver, et jusqu'à la similitude des altérations qu'elles laissent à leur suite, tout ne justifie-t-il pas leur rapprochement et l'attention particulière qu'on donne à leur traitement?

———

« 5° La classe des *dégénérescences* réunit, comme on le voit, le groupe des dermatoses cancéreuses d'Alibert , et celui des dermatoses lépreuses. »

Caractères pathologiques. — La tendance à détruire les parties soumises à leur action constitue pour chacune de ces redoutables affections un caractère commun qui suffit à lui seul pour justifier leur association. On retrouve en outre, dans la *carcine* comme dans la *lèpre*, le même cachet de chronicité et d'incurabilité, avec cette distinction toutefois, que la première, attaquée dès son début, offre encore quelque chance de guérison. D'un autre côté, des différences assez tranchées , principalement relatives à la marche de la maladie et au mode particulier de destruction dans les parties affectées, séparent les *carcines* des *lèpres*, pour qu'il soit illogique de les confondre dans une seule et même section. Quant à la pellagre que nous rattachons à cette classe, sa présence nous y semble, en effet, marquée par le *caractère endémique* de cette affection toujours redoutable, même dans nos climats, lorsqu'elle n'est pas traitée dès son début. Rien , à notre avis, ne peut justifier Alibert d'en avoir fait une simple variété du genre *érythème*. Ici l'eczémation cutanée n'est qu'un phénomène secondaire, c'est dans les centres nerveux qu'il faut chercher les principaux désordres. Le mal ne se développe qu'au milieu de causes d'affaiblissement et de démoralisation. A l'autopsie , des lésions plus ou moins graves se rencontrent dans la plupart des organes, et l'impuissance de l'art, une fois que la pellagre a dépassé certain degré, vient encore ajouter à ses traits de similitude et d'analogie avec les *affections lépreuses.*

6° *Classe des scrofules.* — Alibert, dans sa classification , prend l'esthiomène comme *quatrième genre* du groupe des dermatoses dartreuses. Nous ne pouvons respecter cette distribution : car tout nous fait une loi de rattacher aux scrofules cette singulière et si redoutable maladie.

Caractères pathologiques. — Pour ce qui est des maladies scrofuleuses, nous n'ignorons pas qu'elles sévissent sur d'autres tissus que la peau ; mais les désordres qui les caractérisent commencent presque toujours par se manifester dans la trame cutanée ou dans son voisinage ; il est donc rationnel de les conserver dans un cadre dermatologique. Quel que soit, du reste, le point où l'on observe la scrofule, on la retrouve constamment semblable à elle-même ; ce sont toujours des tuméfactions de tissus, des mamelons glanduleux, des ulcérations, etc., et comme dominant ces différents symptômes, des *tubercules.* Pour nous, en effet, la présence de la matière tuberculeuse est le signe *pathognomonique* de toute *scrofule confirmée.* Ce caractère est d'une telle importance qu'il suffirait à lui seul comme *base* d'une division naturelle ; mais dans cette classe, il est encore possible de l'étayer de la marche lente et insidieuse du mal, de son extrême opiniâtreté, de sa coïncidence habituelle avec le double travail de la dentition , de la spontanéité de sa guérison aux approches de la puberté, etc. C'est de la seconde enfance aux premières années de la jeunesse qu'on observe le plus d'affections scrofuleuses ; aussi les avons-nous rangées, dans l'un de nos ouvrages, parmi les *gourmes* du premier âge. Enfin, un dernier trait de similitude et d'analogie entre les scrofules, réside dans leur siége anatomique qui est le *système lymphatique*.

7° L'ordre des *Scabies* et 8° celui des *Hémorrhagies cutanées* ne nous paraissent ni l'un ni l'autre avoir besoin de justification : le premier, fils de la misère et de la malpropreté, n'a peut-être pas d'autre cause que la présence, sous l'épiderme, *d'insectes parasites*, et les deux genres qui le constituent se rapprochent par des points si nombreux d'analogie qu'il est facile de concevoir qu'on les ait souvent pris l'un pour l'autre.

Au second, qui répond au groupe des dermatoses hémateuses d'Alibert, appartiennent des affections dont les affinités sont tellement réelles et positives, que les partisans de Willan sont les premiers à le reconnaître et à le proclamer.

9° Les affections que réunit la classe des *lésions pigmentaires*, làquelle répond au groupe des dermatoses dyschromateuses d'Alibert, ont pour caractère *commun* en même temps que *distinctif*, de siéger dans la *couche pigmentaire* diversement altérée. Ce sont tantôt des *décolorations*, d'autres fois, au contraire, des *teintes* plus ou moins foncées, toutes altérations d'une étiologie fort obscure, et qu'on sait être cependant tantôt idiopathiques, tantôt symptomatiques. Cette distinction est même la seule qu'il importe d'établir entre elles; car nous verrons qu'elle domine tout leur traitement.

10° L'ordre des *Hypertrophies cutanées* n'a pas son correspondant dans la classification d'Alibert : nous le regardons comme un des plus naturels de notre cadre nosologique. Il comprend les excès de développement, soit de la totalité, soit de quelque partie seulement de la trame cutanée.

11° La classe des *Syphilides* répond au groupe des dermatoses véroleuses d'Alibert : nous y rattachons le *radesyge* que ce médecin avait classé à tort, selon nous, parmi les affections lépreuses ; nous donnerons plus loin les motifs de ce changement.

Caractères pathologiqnes. — Personne ne songe plus aujourd'hui à dépouiller les syphilides de leur caractère spécifique : si elles n'ont point de formes éruptives qui leur soient propres, excepté la *végétalion* et l'*ulcère*, cela n'empêche pas que leur diagnostic ne soit des plus faciles à établir. Le praticien trouve dans la *teinte cuivrée* de l'éruption ou du produit morbide qu'elle laisse après elle, dans l'aspect tout particulier des ulcérations, et jusque dans la forme des cicatrices, les éléments d'une opinion positive, et pouvant servir, indépendamment des signes antérieurs ou concomitants, de base suffisante au diagnostic et d'indication au traitement.

Nomenclature.

La seule énumération des genres morbides qui composent nos différents ordres démontre clairement que la nomenclature des maladies cutanées n'a pas été de notre part l'objet d'une moins vive sollicitude. Voici, à cet égard, les principes qui nous ont dirigés.

Parmi les noms consacrés à la désignation des dermatoses, nous conservons ceux qui, communs aux écoles de Willan et d'Alibert, désignent des affections identiques, et ne peuvent, en conséquence, devenir l'objet d'aucune difficulté.

Il en est de même de quelques mots à étymologie différente, dont la consonnance seule varie, mais qui ont en réalité la même signification; tels les mots *cnidosis* et *urti-caire; scabies* et *gale*, etc.

D'autres, sans répondre toujours parfaitement aux be-soins de la science, se trouvent tellement passés dans les ha-bitudes du langage médical, qu'il y aurait plus d'inconvé-nient que d'avantage à les supprimer : ainsi, les mots *charbon* et *furoncle*, celui de *pustule maligne*.

Quant aux dénominations qui se recommandent par un égal droit d'ancienneté et de convenance étymologique, nous respectons leur accolement synonymique : ainsi, nous disons indifféremment *ecthyma* ou *phlysacia*, *varus* ou *acné*, *esthiomène* ou *lupus*, *spiloplaxie* ou *molluscum*, *mycosis* ou *frambæsia*, *pannus* ou *éphélide*, etc.

Mais il est des noms dont on a, selon nous, étrange-ment abusé, et auxquels il nous importe de rendre soit leur *caractère générique*, soit leur signification originelle : ainsi, le mot *lèpre* ou *lepra*, que les anciens ont constam-ment appliqué à des affections éminemment chroniques et graves, ne retrouve sa véritable acception que dans Alibert : il en est de même du mot *herpès* que nous tra-duisons par *dartre.*

Le mot *lichen*, singularisé par Willan, et qui, plus tard, fut remplacé par celui d'*impetigo*, a toujours été un *terme générique* et servait, ainsi que les mots *psora, scabies, exan-thema*, à désigner des ordres entiers, et non de simples individualités pathologiques.

Nous avons toujours pensé qu'un langage convenable excite fortement l'attention du malade ou des parents; le médecin lui-même subit l'influence des noms qui s'harmo-nisent avec le caractère des maladies : il doit nécessaire-ment résulter de ces conditions, de notre part, des pres-

criptions plus complètes et plus mûrement réfléchies ; de
celle du malade, plus de volonté, de soumission et d'exactitude.

Telle est notre classification : établie en dehors de toute
idée préventive, nous désirons qu'elle soit acceptée comme
une juste application de la féconde théorie des rapports.

Il est, du reste, une épreuve décisive à laquelle nous
devons la soumettre : si nos classes expriment des affinités
réelles, nous retrouverons la même analogie dans les *indications thérapeutiques* offertes par chacune d'elles : des
faits nombreux nous ont déjà démontré qu'il en est effectivement ainsi ; mais nous reconnaissons que, dans une
question de cette importance, notre opinion doit le céder à
l'exposé des faits pratiques. Ce travail fait le sujet du chapitre suivant.

———

*Notre classification trouve-t-elle dans la thérapeutique des ma-
ladies de la peau, la confirmation du caractère physiologique et pratique que nous lui attribuons ?*

De toutes les questions qui se rattachent à l'histoire des
maladies, la plus importante est, sans contredit, celle de
leur traitement ; nous pouvons même ajouter que les autres lui sont subordonnées ; à quoi servirait-il, en effet,
d'être éclairé sur l'étiologie d'une affection quelconque,
de pouvoir préciser son diagnostic, prévoir avec certitude
sa marche et ses conséquences, constater, en un mot, son
caractère morbide, s'il ne devait résulter de ces éléments
divers des applications thérapeutiques rationnelles et appropriées ? Mais pour que ces notions acquièrent toute leur

valeur pratique, il faut qu'elles aient pour *bases* les éléments pathologiques les plus essentiels, ceux qui par leur constance, leur durée et leur gravité, constituent véritablement *l'entité morbide;* et c'est pour avoir négligé ce principe fondamental dans l'étude des maladies de la peau, que tant d'auteurs sont tombés dans le vague des classifications et des nomenclatures.

Celles que nous avons adoptées ne sont qu'une application des principes de Lorry et d'Alibert; la méthode du célèbre dermatologiste français, sauf quelques modifications devenues nécessaires en raison des progrès de la science, nous a paru la plus favorable aux applications thérapeutiques. Le praticien guidé par elle appréciera mieux, dans la grande majorité des cas, le caractère de la maladie qu'il est appelé à combattre. Il sera facile de nous en convaincre par l'exposé suivant :

Si, dans la distribution de nos genres morbides cutanés, nous sommes resté fidèle aux principes des naturalistes; si nous avons tenu compte de la nature des objets à classer, nous retrouverons assurément dans les indications thérapeutiques les mêmes traits d'analogie selon qu'elles s'appliqueront à tel ou tel de nos groupes; cette épreuve, évidemment la plus importante et la plus décisive en faveur de nos opinions, ne restera pas, j'espère, un seul instant douteuse.

1° Notre première classe est celle des *dermites* ou inflammations proprement dites.

Eh bien ! dans toute phlegmasie véritable, qu'elle soit spontanée ou accidentelle, les indications thérapeutiques ne sont-elles pas toutes comprises dans ces deux propositions : 1° éloigner de la partie enflammée tout ce qui peut y entretenir ou y augmenter l'irritation ; 2° diminuer ou éteindre le travail inflammatoire soit directement, soit indirectement par une série de moyens que nous savons être presque en tous points les mêmes ? Or, je le demande, y a-t-il autre chose à faire, par exemple, dans l'*érythême* ?

A. Cette dermite superficielle, qu'il est souvent permis d'abandonner à elle-même, ne cède-t-elle pas rapidement aux topiques émollients et mucilagineux; au seul emploi des poudres absorbantes? Le liniment oléo-calcaire de M. Payan, d'Aix, nous paraît surtout agir comme topique isolateur. Dans cette légère irritation du système capillaire sanguin artériel, on ne redoute pas généralement d'en essayer la prompte résolution par l'emploi des astringents ; les mêmes moyens aidés de quelques cathérétiques sont journellement employés dans l'érythème chronique, qu'il soit ou non passé à l'état ulcéreux? Ainsi dans l'*intertrigo* des oreilles chez les enfants, les compresses trempées dans l'eau à la glace ou dans une dissolution de sous–acétate de plomb du docteur Wolff ; dans l'engelure, les différentes solutions ou baumes plus ou moins stimulants des docteurs Gœlis, de Vienne, Haeusler, de Sobernheim, etc. Il est vrai, comme le remarquent MM. Lanyon et Gamberini, qu'on retire les plus grands avantages de cautérisations légères et plus ou moins répétées avec le nitrate d'argent ; ce procédé l'emporte évidemment sur la méthode stupéfiante de Dzondi, laquelle, toutefois, réussit généralement bien chez les sujets impressionnables et dans les cas où l'érythème est accompagné d'une extrême sensibilité.

B. Des moyens analogues, mais employés avec plus d'énergie, trouvent encore leur application dans le traitement de l'*érysipèle*. Ici, cependant, les antiphlogistiques proprement dits sont plus souvent indiqués, soit qu'on admette avec MM. Blandin, Franck et Borsieri, que l'érysipèle a son siége primitif dans le système lymphatique, ou avec d'autres observateurs, qu'il débute, au contraire, par le système veineux ; l'une et l'autre opinion nous paraissent également fondées ; nous admettons cependant que dans les cas où l'érysipèle débute par le système lymphatique, il ne reste que fort peu de temps limité à ce système, et que l'inflammation se propage rapidement aux capillaires veineux qui deviennent alors le principal foyer du travail morbide). Quoi qu'il en soit, on cherche d'abord à en obtenir la résolution, tantôt par des émissions sanguines générales ou locales, tantôt par l'emploi de topiques variés dont il nous importe d'étudier le mode d'influence. On sait les bons effets de nombreuses sangsues appliquées sur le milieu même de l'érysipèle ; les piqûres multipliées avec la pointe d'une lancette, conseillées dans l'érysipèle de la face par les docteurs Dobson et Bright, sont destinées à remplir la même indication.

Il suffit parfois de soustraire la partie malade au contact de l'air, soit avec le coton écru du docteur Cabissol, ou l'axonge de M. le professeur Lisfranc, ou bien simplement par une couche de fécule maintenue à l'aide d'une solution de gomme arabique, comme je le pratique habituellement, pour voir s'opérer la guérison. Chez beaucoup de sujets on abrège le travail de résolution en ajoutant aux topiques ou en les composant de substances astringentes, tels : les onguents mercuriels, certaines préparations ferrugineuses, etc. Ici, les bons effets de la compression sont tout aussi incontestables que faciles à comprendre et à expliquer ; c'est parce que l'érysipèle est une inflammation susceptible d'étendre au loin ses ravages et d'amener, dans certaines régions , de graves désordres, qu'on ne doit pas craindre d'en provoquer l'avortement par de larges vésicatoires volants ou des applications de nitrate d'argent, comme le conseillent les docteurs Quissac, de Montpellier, et John Higginbottom, de Londres; nous ne pouvons pas ici spécifier tous les cas qui réclament l'emploi de ces moyens énergiques; nous dirons toutefois que la forme ambulante est celle qui s'y prête le mieux. Et ce qu'on ne doit pas oublier, c'est que pour être efficace, l'action des topiques doit toujours dépasser un peu les limites de l'érysipèle. L'illustre Larrey n'hésitait pas à cautériser par le fer rouge l'érysipèle traumatique, et personne n'ignore les nombreux succès obtenus par ce procédé. C'est en vain qu'on s'efforcerait de contester à l'érysipèle son caractère franchement inflammatoire ; les troubles organiques qui précèdent ou accompagnent son développement peuvent bien réclamer quelques indications thérapeutiques particulières; mais ce sera toujours par une médication directe et principalement concentrée sur le foyer morbide qu'on sera plus certain d'en triompher.

C. Le *pemphix*, nonobstant la régularité de ses bulles caractéristiques, et bien que souvent lié à certaines dispositions organiques dont la présence peut exiger quelques soins spéciaux, conserve toutefois les principaux attributs des inflammations et ne réclame pas d'autre traitement; ainsi, à l'état aigu, la série des antiphlogistiques; dans les cas chroniques, les mêmes moyens employés avec moins d'énergie et soutenus chez certains malades par un régime fortifiant. Chaque bulle pemphigoïde n'a qu'une durée de quelques jours; mais l'éruption se fait le plus souvent d'une manière successive, entretenue qu'elle est par une cause généralement persistante ; de là vient que le pemphix n'a réellement que l'apparence de la chronicité; ses produits pathologiques sont autant de petits érysipèles au troisième degré: ici le meilleur traitement sera celui qui abrégera le plus la durée de l'éruption bulleuse. L'expérience ayant démontré que la cautérisation avec le nitrate d'argent faite dans les trois premiers jours de leur éruption (Serres et Velpeau) arrête nettement et constamment le développement des bulles du pemphigus, on ne doit pas hésiter à y recourir. On retrouve encore ici l'indication des topiques inertes pulvérulents ou autres; il importe de soustraire au contact de l'air ces ulcères superficiels souvent si douloureux. Ce moyen atténue les effets du frottement et accélère la formation du nouvel épiderme.

D. Dans le *phlysacia* (ecthyma, rupia W.), il y a deux choses à considérer : d'abord un état général qui se rapproche toujours plus ou moins de la cachexie; puis la phlegmasie cutanée, souvent fort douloureuse, mais trouvant dans des tissus dépourvus de vitalité, des conditions peu favorables à la vivacité du coloris, à une marche rapide, à une résolution facile. Il semble dès le premier jour qu'on ait affaire à une maladie chronique; elle n'en reste pas moins une affection locale, dont on peut se hâter d'obtenir la guérison. Ici encore les cautérisations trouvent leur utilité; du reste, le traitement est à peu près celui des ulcères chroniques; quant aux indications fournies par l'état général de la constitution, s'il importe de ne pas les négliger, nous pouvons affirmer, au point de vue de notre sujet, qu'elles n'aident que fort peu le

traitement local, lequel suffit presque toujours à la guérison du phlysacia.

E. Nul doute à élever sur le caractère inflammatoire et
local de l'*urticaire* accidentelle ; il est inutile d'en appeler
au traitement pour sa confirmation ; nous ne pensons pas
qu'elle offre plus d'importance et de gravité dans la plupart
des cas où elle naît soit spontanément, soit sous l'influence d'un trouble quelconque du tube digestif. Pour
en triompher, ne suffit-il pas des moyens les plus simples ?
Qu'ajouter à la diète, aux boissons acidulées, à la sai-
gnée, aux bains tièdes ? Beaucoup de malades refusent
impunément toute précaution, et sans le prurit violent
qui accompagnent les éruptions multipliées, et que com-
battent avec un succès si constant les lotions vinaigrées ou
alcoolisées, le mieux serait peut-être de s'en tenir au simple
repos aidé d'une douce chaleur et d'une diète convenable.

F. Quant à la *vésiculite* (herpès W. olophlyctide. Alib.),
elle constitue le type des inflammations aiguës de la peau.
Que ses produits éruptifs soient épars et isolés ou réunis en
groupe (vésiculite prolabiale, id préputiale, etc.) ; qu'ils
s'allongent en zones ou s'arrondissent en cercles plus ou
moins étendus et réguliers (zona, herpès iris), il y a
d'abord chaleur, injection ; puis, l'irritation gagnant les
faisceaux sudoripares, exhalation de sérosité et formation
de vésicules ; quelque rapide que soit ordinairement la
marche de la vésiculite, elle n'est jamais sans une certaine
régularité ; sa terminaison naturelle est la suppuration ;
mais nul inconvénient à l'enrayer dès son début par une
cautérisation superficielle. Quant aux indications thérapeutiques, si l'on excepte les vésicatoires destinés à combattre les douleurs souvent très-vives qu'elle laisse chez

certains malades, elles se renferment dans l'usage des adoucissants; le repos et la diète, sont ici fort rarement utiles, et dans les cas d'éruption étendue ou d'excessive impressionabilité, quelques émissions sanguines complètent la série des moyens de traitement.

G. Il serait, je crois, superflu d'insister sur le caractère inflammatoire du *furoncle;* cette dermite phlegmoneuse qui a son point de départ dans les paquets celluleux des aréoles du derme, et dont la suppuration est le mode constant de terminaison, est avantageusement enrayée dans son développement par l'action de certains caustiques; sa médication est toute locale; les efforts du praticien ont ici pour but de hâter la fonte purulente, ou de concentrer dans une eschare artificielle le principal foyer morbide. Ce n'est pas sans quelque apparence de raison que des auteurs ont rattaché le furoncle à la pathologie externe ou chirurgicale. Cette affection reçoit parfois du siége qu'elle occupe une gravité et une importance exceptionnelles; j'en citerai comme preuve l'observation publiée par le docteur Schlieter : il s'agit d'une dame âgée de 72 ans, sur la paroi abdominale de laquelle un furoncle s'était développé ; l'ouverture de l'abcès furonculeux, suivi d'un fort accès de toux, donna issue au tiers du tube digestif. Il fallut agrandir l'ouverture pour opérer la réduction, et la malade fut assez heureuse pour se rétablir à l'aide des soins les plus simples. Dans des cas semblables, je pense qu'on ne doit pas attendre la période de suppuration et qu'il faut faire avorter la tumeur par une cautérisation énergique pratiquée dès le début.

H. I. Si le traitement du *charbon* et de la *pustule maligne* nous justifie d'avoir rattaché à la classe des dermites ces deux graves affections, en signalant, bien entendu, luer caractère putride ou gangréneux, nous trouvons, de plus, la raison des distinctions qui doivent être maintenues entre elles dans l'inégalité d'action et d'efficacité des moyens employés pour les combattre.

La cautérisation est pour ainsi dire le traitement unique de ces deux maladies ; pratiquée dans le début de la pustule maligne par le feu ou le caustique et de manière à détruire toute la partie affectée, elle est constamment suivie de guérison ; tandis qu'elle reste souvent impuissante dans la tumeur charbonneuse, malgré l'énergie du praticien et ses soins à comprendre dans l'action des agents caustiques toute la surface malade; cela tient, non à la différence du virus sceptique (sa nature reste la même), mais bien à son mode d'introduction dans l'économie ; la pustule maligne est constamment due à l'action extérieure et toute locale du virus charbonneux, tandis que le charbon n'est plus que le reflet d'une contamination interne et générale; ce qui prouve en faveur de cette distinction importante et toute pratique, c'est, comme nous le disions tout à l'heure, la différence des résultats thérapeutiques, laquelle, du reste, finit par disparaître, lorsque, soit incurie, soit ignorance, on laisse passer, dans la pustule maligne, le moment favorable à la cautérisation, et s'établir la résorption purulente ; les bons effets de la compression conseillée dans le traitement de la pustule maligne, par M. le docteur Godard (de Pontoise), s'expliquent par les obstacles que ce procédé apporte à la résorption ; il ne serait pas aussi facile, à mon avis, de se rendre compte des succès obtenus par M. le docteur Schwan. D'après ce médecin, vingt-deux pustules malignes traitées par la seule

décoction de chêne d'Hanhemann auraient toutes été gué-
ries après plusieurs jours d'invasion. Quant à la tumeur
charbonneuse citée par le docteur Ferramosca et préten-
due guérie par les frictions mercurielles, nous devons
observer qu'un bouton de feu avait été préalablement appliqué au centre de la tumeur.

Là s'arrête l'énumération des genres morbides cutanés
véritablement sthéniques ou inflammatoires : dans l'exposé
qu'il nous reste à faire, nous ne retrouverons plus une
seule de ces affections que provoquent des causes instan-
tanées, toutes locales, dont les effets s'épuisent dans le
lieu même où s'est portée leur influence et sont combat-
tus avec d'autant plus d'avantage qu'on les attaque plus
près de leur début, et par des moyens plus directs.

2° Si, en effet, nous passons à notre second groupe, celui
des *exanthèmes*, nous nous trouvons, malgré certaines apparences contraires, en face d'affections toutes différentes,
bien que le siége anatomique de la maladie soit encore ici
le système sanguin ou lymphatique, ainsi que quelques
appareils pourvus d'une certaine activité fonctionnelle :
cela tient à ce que ces systèmes se prêtent plus que tout
autre au mode d'élaboration destinée à purifier l'organisme
d'une imprégnation virulente à laquelle échappent bien
peu d'individus. Chaque exanthème dû à la contagion,
devient lui-même pour ceux qui entourent le malade, à
moins qu'ils n'en aient déjà subi l'influence, une source
de contamination et de danger : de plus, si le sujet conta-
miné veut trouver dans l'invasion d'un exanthème, et
comme dédommagement des souffrances et des soins qu'il
impose, une garantie contre son retour, il doit en respecter les différentes périodes; car nous restons convaincu

que la plupart des rechutes sont bien moins l'effet d'une prédisposition organique, que la conséquence d'une interruption dans la marche d'une première efflorescence, d'où résulte nécessairement une purification incomplète; aussi, le traitement des exanthèmes, malgré leur marche aiguë et leur apparence inflammatoire, est-il tout différent de celui que réclament les affections de la classe précédente.

A. Quel praticien, en présence des symptômes précurseurs de toute éruption exanthémateuse, ne s'imposera pas d'abord une médecine d'examen et d'expectation ? N'est-ce pas déjà faire beaucoup, après avoir pressenti ou reconnu la nature du mal, que d'écarter avec soin tous les obstacles capables d'enrayer sa marche? Un traitement actif et immédiat, à moins de quelque symptôme précurseur trop saillant, pouvant entraîner l'altération d'un organe important, aurait ici pour moindre inconvénient l'*inutilité*, puisqu'on voit le plus souvent ces sortes d'accidents généraux disparaître comme par enchantement dès que se montrent les premiers rudiments de l'éruption. Ce contraste d'un trouble plus ou moins alarmant, suivi d'un calme souvent profond, se rencontre fréquemment dans la *variole*, particulièrement chez les jeunes sujets. D'autre part, il faut qu'on sache que l'avortement de cet exanthème, lors même qu'il serait utile de le tenter, ce que je suis loin d'admettre, est chose impossible à obtenir. L'illustre Broussais avoue lui-même que les émissions sanguines les plus abondantes n'empêchent pas la variole confluente de fournir, avec des pustules, un pus à la résorption, *pus d'une odeur spéciale, à virulence incontestable*, qui agit comme un poison sur tout l'appareil encéphalo-rachidien. Nous pensons toutefois que chez les sujets dont la peau, facile à s'injecter, jouit d'une suractivité fonctionnelle, on peut avec avantage chercher à prévenir vers cette membrane un raptus trop violent, en plaçant les malades dans une température peu élevée et à l'abri d'un jour trop éclatant. On sait que l'air ambiant, surtout lorsqu'il est éclairé d'une vive lumière, favorise et souvent même exagère le développement de la pustule variolique. Les expériences de M. Serres ne laissent aucun doute à cet égard. C'est dans le même but qu'on a préconisé les lotions chlorurées. Au dire de M. Chevalier, ce moyen répété chaque jour sur toute l'étendue de la peau, pendant une épidémie de variole, suffirait pour garantir de toute contamination : si cette assertion est fondée, il faut nécessairement admettre que l'infection variolique est due dans tous les cas à l'absorption cutanée, ce dont je doute fort. Quoi qu'il en soit, et sans insister ici sur les diverses hypothèses émises relativement à la nature du principe varioleux, aux formes anatomiques particulières dans cet exanthème, nous sommes heureux de pouvoir exercer sur ses progrès et même son développement une influence incontestable. L'indication s'en présente toutes les fois que le produit varioleux se concentre et s'accumule soit sur un organe qui peut être compromis dans ses fonctions ou même son existence (les yeux, les paupières, etc.), ou bien sur une région dont la régularité importe à la physionomie et par suite aux relations sociales (les différentes parties du visage). L'art possède plusieurs moyens d'atteindre ce but important. Chez les Égyptiens et les Arabes, on garantit le visage des personnes atteintes de la variole par des feuilles d'or maintenues appliquées à l'aide d'un peu d'eau gommée : l'illustre Larrey a plusieurs fois obtenu le même résultat par de simples onctions avec l'huile d'amandes douces, etc. Ici les topiques sont évidemment inertes et n'ont d'autre effet que de soustraire complétement les parties à l'action de l'air ambiant. D'autres praticiens, pensant trouver dans la composition des topiques un nouvel élément de succès, préfèrent l'emplâtre de Vigo cum mercurio, différentes pommades mercurielles. Les docteurs Durand et Daveine vantent beaucoup les bons effets de la pommade sulfureuse dans la période de suppuration. Il est certain que ces différents topiques convenablement employés ont réussi à plusieurs praticiens; mais le procédé que je préfère quand il s'agit d'obtenir la résolution ou même l'avortement des pustules varioliques est, sans contredit, la cautérisation avec le nitrate d'argent. Qui ne connaît à cet égard les expériences de MM. Bretonneau, Serres, Meyranx, Damiron, Lenoble, etc.? Dans notre travail sur la *cautérisation employée comme moyen de traitement externe dans les maladies de la peau* (*Revue médicale*, cahier d'août 1845), nous donnons la préférence au procédé de M. Bretonneau, qui consiste à cautériser le fond des pustules, après en avoir enlevé la pointe, avec un crayon de pierre infernale plus ou moins aigu, ou un stylet chargé du même corps en poudre. On est d'autant plus certain d'arriver à un résultat favorable, que l'opération est faite plus près du début de l'éruption. Cette pratique n'exclut en rien les précautions destinées à prévenir les encéphalites. Mais quel que soit le moyen proposé, ce serait folie et de mauvaise pratique que de songer à étendre son application à toute une éruption varioleuse : jamais pensée semblable n'est entrée dans le cerveau d'un praticien logique.

La variole, quand on n'a pas su s'en préserver par une inoculation antidotique, devient, une fois contractée, un mal dont on
doit respecter les phases régulières et périodiques, heureux
encore de pouvoir prévenir, par l'avortement de quelques
pustules, les cicatrices du visage et ces ophthalmies re-
belles qui entraînent, chez certains sujets, le ramollissement de la cornée et la perte de l'œil. Les auteurs de la
méthode ectrotique étaient si convaincus eux-mêmes de
ces vérités, qu'ils donnent le conseil d'activer la chaleur
et la circulation des extrémités inférieures, au moyen de
larges cataplasmes, pour compenser, par l'accumulation
sur ces parties des pustules varioliques, l'absence ou l'incomplet développement de celles qui devaient occuper les
régions supérieures.

B. Dans la *vaccine*, lorsque l'éruption se fait par suite
d'inoculations volontaires, sur les points choisis par l'opé-
rateur, la médecine d'expectation est la seule applicable,
et l'attention d'écarter avec soin toutes les influences capables de compromettre le développement régulier de la pustule vaccinale, constitue la principale obligation du praticien. Le plus grand inconvénient qu'il y aurait à opérer
l'avortement de la pustule vaccinale par la cautérisation
avec le nitrate d'argent ou par tout autre moyen, serait
d'ôter à l'inoculation toutes ses propriétés préservatrices
et antidotiques, et de mettre ainsi dans la nécessité de la
pratiquer de nouveau. Nous dirons que loin de chercher à
enrayer la marche de ce précieux exanthème, on devrait,
au contraire, apporter plus de soins qu'on ne le fait généralement, pour que son évolution soit aussi complète et
aussi régulière que possible; que nous importe, en ce moment, la nature du principe vaccinal; ce qui est essentiel

à connaître, c'est qu'il constitue le remède contre l'infection variolique et que son action préservatrice n'est jamais plus entière ni de plus longue durée, que lorsque le virus inoculateur pris sur un sujet *parfaitement sain*, et introduit sous l'épiderme par des piqûres multipliées, y élabore librement sa pustule caractéristique; si on avait l'habitude de respecter le produit vaccinal jusqu'à la chute spontanée des croûtes, et si jusqu'à cette époque, la vaccination restait pour le praticien l'objet d'une surveillance de chaque jour, on aurait moins souvent l'occasion d'accuser le virus vaccinal, soit d'impuissance contre l'intoxication variolique, soit de devenir l'origine et le point de départ d'un certain ordre d'altérations constitutionnelles dont on ne trouve souvent aucune trace chez le sujet ni les ascendants avant la vaccination.

C. Il n'est aucune des considérations exposées à propos de la variole qui ne s'applique également à la *varicelle*; ce dernier exanthème doit comprendre toutes les variétés de formes éruptives à marche régulière et périodique de nature varioleuse, et qu'on rencontre le plus souvent chez les individus qui ont été vaccinés. La marche de la varicelle est plus rapide que celle de la variole ; ses périodes sont moins tranchées; son siége anatomique est plus superficiel ; les parties sur lesquelles repose l'éruption sont moins compromises : mais ici le caractère de la maladie conserve la même importance sinon absolue, du moins relative; certaines formes que les médecins modernes désignent par *varioloïdes et varioles modifiées*, dénotent que le sujet, s'il a été vacciné, est bien près de perdre les bénéfices de cette salutaire inoculation ; la plupart conservent la propriété contagieuse, et bien des varioles franches et même confluentes ont été le résultat du peu de prudence avec lequel on laisse approcher les malades par des personnes non inoculées. Ici encore, quelle doit être et quelle est, en effet, la conduite du médecin? fait-il autre chose qu'écarter les obstacles, respecter ou favoriser les efforts de la nature? Tenter la résolution serait tourmenter inutilement l'organisme, et de plus, exposer le malade au danger d'une résorption purulente.

D. La *roséole* est une affection généralement si bénigne, et d'une marche si rapide, malgré son caractère évidemment exanthémateux, que nous croyons superflu de lui consacrer un paragraphe séparé.

E. La *rougeole* mérite davantage de fixer notre attention; cet exanthème, transmissible par l'inoculation, comme le prouvent les expériences de Home, d'Edimbourg (1750), confirmées depuis par le professeur Speranza (1822), constitue, avec le genre suivant, le type des inflammations exanthémateuses; c'est une véritable efflorescence du système capillaire artériel; il y a ici la même virulence que dans la variole; une première éruption est ordinairement préservative pour le sujet, ce qui n'empêche pas certaines personnes de la contracter une seconde et même une troisième fois (John Webster). Contrairement à l'opinion de M. le professeur Trousseau, nous pensons être autorisé à admettre que la plupart de ces rechutes sont bien moins souvent l'effet d'une prédisposition organique, que le résultat d'éruptions précédentes rendues incomplètes par une série d'influences dont on ne tient pas toujours assez compte. Le praticien s'effraie avec juste raison de l'extrême mobilité de la rougeole; personne n'ignore le danger de ses répercussions; aussi les plus grandes précautions doivent

être prises pour éviter cet accident. Le seul moyen prophy-
lactique efficace contre la rougeole serait, jusqu'ici du
moins, l'inoculation; car les essais tentés avec le soufre,
les lotions chlorurées et même le sulfate de quinine, ne
nous paraissent pas concluants; la contagion une fois
subie, on doit en supporter les conséquences, et toute
entrave à l'épanouissement du principe rubéolique peut
devenir une cause de complication plus ou moins fâcheuse.
Je préfère de beaucoup les lotions tièdes sur tout le corps,
de M. Gœlis, de Vienne, dans les cas de rougeole incomplète ou languissante, que celles d'eau froide conseillées
par les docteurs Frœlich et Thaer, comme moyen d'atté-
nuer l'effervescence de la circulation ainsi que le raptus
vers la peau ; quant aux inflammations organiques internes, qu'on rencontre fréquemment comme obstacle au régulier développement de l'exanthème rubéolique, je leur
opposerais plus volontiers, soit, au début, quelques évacuations sanguines, soit l'*aconit* s'il s'agissait d'accidents bron-
chiques, etc., etc. Ici l'abondance de l'éruption m'a toujours paru un symptôme favorable : dans les *rubeola sine
rubeolis*, c'est-à-dire dans les cas où le principe exanthémateux, détourné de son siége ordinaire, se concentre sur
le système muqueux, la marche de l'exanthème est presque
toujours plus irrégulière et ses suites moins heureuses.

F. Nous n'avons pas d'autres distinctions thérapeutiques
à faire valoir à propos de la *scarlatine* ; elles suffisent pour
justifier sa présence dans la classe si tranchée des exanthèmes. Ici, le siége anatomique est le système veineux
cutané superficiel ; les symptômes paraissent différents de
ceux de la rougeole ; les accidents qu'entraînent une médication irrationnelle ou l'exagération virulente sont éga-

lement particuliers ; et cependant le *caractère morbide* reste identique. C'est encore une maladie contagieuse dont une première atteinte épure et fortifie l'organisme contre de nouvelles intoxications. Ici pas de médications absolument prophylactiques ; les tentatives d'inoculation ont presque toutes été infructueuses ; la belladone, dont les propriétés antidotiques se sont révélées avec un avantage évident pendant certaines épidémies, n'est cependant pas un spécifique certain ; la médecine expectante, si ce n'est lorsqu'il existe quelque grave complication, est encore la meilleure ; la scarlatine répercutée ou ne pouvant se faire jour à la surface des tissus muqueux ou cutané, peut être suivie des accidents les plus graves ; il suffit, pour en être convaincu, de consulter les mémoires de M. le docteur Godelle. Ecarter les obstacles qui peuvent enrayer le développement régulier de cet exanthème, surveiller sa marche, favoriser son épanouissement en maintenant le malade dans des conditions qui se prêtent à l'établissement d'une légère diaphorèse, ou réprimer par des moyens convenables l'éréthisme de la peau ou du système muqueux qu'irrite trop vivement le contact du vice scarlatineux ; et pardessus tout, se garantir des influences capables d'en opérer la répercussion : tels sont encore les meilleurs préceptes à suivre et le plus sûr moyen d'éviter au pronostic de douloureux démentis.

G. Est-ce à dire que la *miliaire* n'est point une affection contagieuse, parce que M. le docteur Lepaulnier a vainement tenté de se l'inoculer ? Je crois plutôt qu'il importe d'établir entre la miliaire idiopathique ou exanthémateuse et certaines éruptions miliariformes qu'on devrait rattacher à la vésiculite (herpès), une distinction devenue nécessaire ; la fièvre miliaire a tous les caractères de l'exanthème ; seulement ils sont moins tranchés, et c'est pour cela qu'elle termine notre groupe. Les moyens de traitement qu'on lui oppose ont presque toujours pour but de favoriser son développement ou de la rappeler à la peau si quelque cause de répercussion l'empêche de se fixer sur cette membrane. La fréquence, dans la miliaire, des complications organiques, impose souvent au praticien uue médecine active, mais qui n'est plus alors dirigée contre l'exanthème ; et la preuve, c'est qu'elle cesse aussitôt que le calme rétabli permet à l'éruption de reprendre son siége et sa marche régulière.

Tels sont nos deux premiers groupes : dans chacune des affections qui les composent, on observe un égal caractère d'acuité, une marche rapide, le trouble ordinaire des inflammations : le mouvement fébrile plus ou moins prononcé qui les accompagne presque toujours vient de ce que le système sanguin est l'intermédiaire ou le réceptacle des éléments pathologiques ; il semblerait que le praticien n'a qu'à porter sur ce système les efforts de sa thérapeutique pour obtenir un égal succès ; cependant, nous venons de voir qu'il en est tout différemment. Pouvons-nous désirer une preuve plus convaincante de la nécessité de maintenir entre les dermites et les exanthèmes la ligne de démarcation déjà tracée par Alibert.

3° M. Trousseau a bien raison de se plaindre qu'on ait retranché le mot *gourme* du vocabulaire médical ; car il s'y rattache une pensée qui se décolore et s'amoindrit avec toute autre expression ; la publication de notre TRAITÉ COMPLET DES GOURMES CHEZ LES ENFANTS est une preuve que, loin de donner notre assentiment à cette proscription, nous acceptons au contraire le mot *gourme* comme traduction d'un fait pratique important. Assurons-nous maintenant si la thérapeutique des gourmes justifie nos distinctions et nous autorise à les conserver.

Le praticien se trouve en présence d'affections qui ont pour siége pathologique la tête, pour siége anatomique les cellules épidermoïdes, les follicules cutanés, la membrane pigmentale de **M. Flourens** ; leur innocuitéhabituelle fait souvent contraste avec leur étendue et leur ténacité ; elles ont en outre, chez beaucoup de sujets, un caractère véritablement critique et dépuratoire.

A. Qui contestera ce caractère au premier degré de l'*achore*, (lactumen de Manard, pithyriasis capitis W.) à la véritable croûte de lait? Aussi, le mieux n'est-il pas d'abandonner à elle-même cette légère affection, que Lorry regarde comme étant dans l'ordre de la nature, qui ne réclame que des soins de propreté et l'emploi des topiques les plus doux; sans la démangeaison, parfois assez vive, dont elle est habituellement accompagnée, l'enfant ne s'apercevrait pas de sa présence, et le prurit ne l'empêche pas de conserver sa gaieté et sa fraîcheur, qui sont généralement d'autant plus prononcées que la sécrétion lactumineuse est plus abondante.

Dans des cas plus graves, dans l'achore muqueux (eczéma, porrigo larvalis **W.**), le praticien, avant de commencer un nouveau traitement, se demandera si le mal extérieur est le résultat de causes accidentelles plus ou moins faciles à apprécier et à détruire, ou s'il est la manifestation d'un état diathésique plus ou moins grave. Dans le premier cas, il interrogera la dentition, la nutrition, les soins hygiéniques, l'air ambiant, et il lui suffira, pour arriver à une amélioration certaine et souvent rapide , soit de favoriser l'évolution organique, soit de rectifier les erreurs de régime; dans le second, il étudiera les rapports qui existent entre l'état morbide interne et l'affection cutanée. Si cette dernière survient chez un enfant jusque-là souffrant et chétif, et qu'on voie chez lui l'équilibre fonctionnel se rétablir et la santé prendre un meilleur caractère, on se gardera bien de guérir, rapidement surtout, la sécrétion achoreuse : c'est une voix de dépuration ouverte par la nature, et qu'elle saura fermer dès qu'elle ne sera plus utile; si, au contraire, l'achore se rencontre chez un enfant vigoureux et bien portant, et qu'il ne soit le résultat ni d'une alimentation surabondante , ni d'aucun oubli des lois de l'hygiène facile à réparer, c'est alors qu'on l'attaquera avec avantage, luttant contre l'inflammation par les antiphlogistiques; contre les sécrétions morbides par les dérivatifs et de légers résolutifs, ces derniers toujours employés avec prudence, malgré l'opinion contraire de Celse et d'Aétius ; car la répercussion, même d'un mal extérieur et tout local, est encore à craindre chez l'enfant, surtout si cette sécrétion vicieuse existe depuis longtemps. Quelques dépuratifs qu'on varierait en raison des dispositions organiques seront toujours préférables. Nous ne reviendrons pas ici sur ce que nous avons dit dans notre *Traité des gourmes*, relativement à la dépuration et aux dépuratifs; il suffit d'y renvoyer le lecteur; il y trouvera, pages 173 et suivantes, cette question traitée avec toute l'importance qu'elle mérite.

B. Les considérations dans lesquelles nous venons d'entrer à propos de l'achore s'appliquent également à la *porrigine*, dont Alibert a, le premier, précisé les vrais caractères.

Celse voulait qu'on abandonnât cette affection à elle-même et qu'on se contentât de nettoyer les parties malades par l'usage répété du peigne. Mais, d'un autre côté, nous sommes surpris de voir que le traitement de la calotte, transporté plus tard au favus, a été primitivement inventé contre la porrigine, ce qui prouve que les anciens n'étaient pas fort difficiles dès qu'il s'agissait d'établir les caractères des affections cutanées ; comme nous venons de le voir dans l'achore, il est des porrigines dont la première invasion coïncide avec un retour évident à la santé ; on doit alors les abandonner complétement à elles-mêmes, du moins les traiter par des moyens fort doux, des soins de propreté, en évitant tout ce qui pourrait en provoquer la répercussion ; il en est d'autres qui ne sont que la transformation d'achores négligés ou incomplétement guéris, dont l'existence n'est liée avec aucun désordre organique et qui restent comme autant d'affections locales et purement extérieures ; ces cas, plus rares qu'on ne le pense généralement, ne lient pas les mains du praticien, réclament rarement les antiphlogistiques et cèdent plus facilement aux résolutifs locaux aidés d'une dérivation plus ou moins énergique; enfin les porrigines causées et entretenues par l'introduction accidentelle ou congéniale d'un vice herpétique (presque toutes les porrigines chroniques ont ce caractère), exigent le même traitement que les dartres proprement dites et ne guérissent souvent qu'avec beaucoup de temps et de persévérance.

C. Pour nous qui pensons, avec M. Gruby, que le *favus* est un germe parasite dû à la présence de *mycodermes particuliers* dans les cellules épidermoïdes, tout en concédant à M. le docteur Beunet que ces mycodermes peuvent très-bien être implantés dans une *matière tuberculeuse* aux dépens de laquelle elles végéteraient, nous pensons que le traitement local est celui qui doit principalement fixer l'attention du praticien; du reste, nous admettons qu'il est parfois utile d'y joindre l'usage de moyens internes destinés à corriger les funestes effets qu'un favus ancien ou étendu a pu exercer sur la santé des individus. Ces remèdes ne peuvent être indiqués ici; ils doivent nécessairement varier en raison de la nature et de la gravité des désordres à combattre : c'est au praticien à les apprécier. Quant aux topiques, nous n'avons pas davantage à nous en occuper; ceux que nous employons de préférence, et qui viennent encore récemment de nous donner un succès complet dans un cas de favus accidentel et qui résistait depuis longtemps déjà aux applications les plus variées, sont les préparations ammoniacales; l'épilation, qu'il faut toujours pratiquer à l'aide des moyens les plus doux, est une opération préliminaire fort importante et dont l'utilité ne peut être contestée. Avec la racine des cheveux se détachent des parcelles plus ou moins nombreuses du produit morbide, puis la tête dénudée reçoit plus vite et plus complétement l'action des topiques.

Ainsi nous venons de voir des considérations thérapeutiques différentes s'appliquer logiquement, et nous pouvons même dire forcément, à trois groupes d'affections cutanées également dissemblables : *dans le premier*, maladies accidentelles, inflammatoires, dont les progrès n'aboutissent qu'à de nouveaux désordres, qu'il est toujours heureux et utile d'arrêter dès le principe et qu'on doit combattre à chaque phase; *dans le second*, des affections en apparence semblables, mais en réalité bien différentes par

la nature de leurs causes , par la nécessité de respecter
chacune de leurs périodes si l'on veut trouver comme dédommagement et dans la maladie elle-même, une garantie
contre une nouvelle rechute ; enfin, *dans le troisième*, des
affections appartenant plus spécialement au tissu dermoïde, d'une marche lente et chronique , n'offrant plus
qu'accidentellement le caractère inflammatoire, exemptes
du trouble général que provoquent la plupart des affections des groupes précédents, et se rapprochant, par leur
persistance et leur fréquente opiniâtreté, des *maladies dartreuses*.

4° C'est en vain qu'on voudrait effacer le mot *dartre* du
langage médical. Cette dénomination, consacrée par plusieurs siècles, a reçu d'Alibert une signification tellement
positive et pratique qu'elle ne peut plus être pour personne
une cause d'ambiguïté ni d'erreur. La classe des dartres est,
sans contredit, une des plus naturelles et des plus importantes de la pathologie cutanée. Mais ici, la longueur et les
difficultés du traitement sont telles qu'il faut pour arriver
à la guérison, au praticien, de l'habitude jointe à beaucoup
d'habileté et de persévérance ; au malade, le courage de
la constance et cette docilité pour ainsi dire aveugle qui
naît d'une entière confiance. La franchise et la lucidité du
langage contribueront certainement à établir ces précieuses conditions. On doit donc éviter au malade le vague de
certaines dénominations, et l'éclairer sur sa véritable position. Il n'est personne qui ne comprenne parfaitement,
quand on lui dit qu'elle porte une affection dartreuse ;
mais ce qu'il faut éviter, c'est qu'elle n'exagère la valeur
et l'importance de cette expression : jamais le mot *dartre,*
qui effraye tant de gens du monde et même quelques mé-

decins, n'a voulu dire *maladie incurable*. Nous pourrions citer mille preuves du contraire ; seulement il s'applique à un certain ordre d'affections d'une nature spéciale, et réclamant comme conséquence une médication particulière.

A. Le genre *herpès*, que je trouve inscrit en tête de ma classe des dartres, suffit à lui seul pour justifier toutes ces distinctions.

Ici le siége anatomique explique facilement la constante opiniâtreté de la maladie : c'est en effet sur la membrane pigmentale, organe sécréteur des tissus épidermoïdes et cornés, que se fixe le principe virulent ; or cette membrane n'est pourvue que d'une obscure vitalité ; la circulation générale et peut-être même l'innervation s'arrêtent à sa surface : de là l'extrême difficulté de porter jusqu'à sa trame l'influence des agents thérapeutiques ; de plus, l'herpès, si l'on en excepte quelques cas accidentels, de nature purement locale et extérieure, dus à l'action incessamment renouvelée de certaines professions, est toujours une affection constitutionnelle ou même héréditaire. Je ne crois pas l'herpès furfuracé susceptible d'être communiqué par le simple contact ; mais l'allaitement et surtout la génération me semblent des voies très-communes et très-faciles pour cette transmission. Rapportons toutefois le fait cité par M. le docteur Collineau d'un herpès furfuracé arrondi de 10 à 12 lignes de diamètre, siégeant à l'épaule d'une jeune fille, et qui, dans un court intervalle, se manifesta sur différentes parties du corps de la plupart des autres jeunes personnes renfermées avec la malade ; la surveillante fut elle-même atteinte. Disons de suite que dans l'herpès vésiculo-squammeux ou dartre humide, la contagion par simple contact est un fait acquis à la science ; MM. les docteurs Rayer et Gaide en citent plusieurs observations incontestables, et nous conservons par devers nous un certain nombre de faits qui ne nous permettent plus à cet égard le moindre doute. Quoi qu'il en soit d'ailleurs, la question qu'il nous importe avant tout d'éclairer est celle du traitement; or qui ne connaît, dans le traitement des dartres proprement dites, l'insuffisance des évacuations sanguines, de tous les topiques émollients ou anodins, aidés ou non du régime le plus sévère ? Cet ensemble de moyens réussira, comme nous le disions tout à l'heure, dans des affections herpétiques accidentelles et purement extérieures ; il obtiendra plus de succès encore dans l'herpès vésiculo-squammeux (eczéma), parce que dans cette espèce le principe morbide n'est plus seulement concentré sur la membrane pigmentale, il se porte en même temps sur l'appareil sudoripare ; c'est même par ce dernier que débute la maladie chez beaucoup de sujets : de là la formation des vésicules caractéristiques, puis l'écoulement de cette rosée concressible en même temps que s'élaborent d'une manière incessante une multitude de lames épidermoïdes. Mais qu'on ne s'y trompe pas : dans tout herpès constitutionnel ou héréditaire, le traitement antiphlogistique secondé par le régime et l'hygiène la mieux entendue n'aboutira jamais qu'à une guérison passagère, qu'à un simple lessivage : le plus petit excès ou la seule influence de certaines saisons suffiront pour le faire reparaître, et on le retrouvera d'autant plus tenace et plus disposé à étendre ses ravages, qu'il aura été plus de fois tourmenté par des médications insuffisantes. Nous n'accordons pas plus de confiance à cette multitude de topiques tour à tour préconisés comme autant de spécifiques, puis bientôt rentrant dans l'oubli. Je ne prétends pas toutefois qu'on doive y renoncer dans tous les cas et d'une manière absolue : il en est plusieurs dont l'action résolutive est incontestable et qui viennent en aide au traitement, en ramenant à des conditions meilleures la vitalité pervertie des anciennes plaques dartreuses : ainsi les préparations de soufre simple ou ioduré, de calomel; le goudron, dont notre confrère et ami M. le docteur Girou (de Busareingues) a le premier fait connaître l'utilité et les bons effets dans plusieurs formes d'herpès ; l'iodure d'amidon, mis en usage par M. le docteur Buchanan (de Glascow) dans plusieurs cas d'herpès squammeux (psoriasis, lepra vulgaris), paraît également fort utile ; ce praticien l'administre aussi intérieurement depuis 15 jusqu'à 30 grammes, trois fois par jour. Nous accorderons aux topiques alcalins, dans l'herpès vésiculo - squammeux (eczéma, dartre humide, dartre vive du vulgaire), une efficacité incontestable, de même qu'à l'emploi de certains caustiques; mais ces derniers n'ont généralement pour résultat que de modifier plus ou moins avantageusement les surfaces malades, et non de détruire le principe virulent qui, circulant avec nos humeurs et se portant d'un point à l'autre de la surface dermoïde, ne cède qu'à des médications générales. Dans notre travail sur la cautérisation (Septembre, *Revue médicale*), nous avons précisé les cas peu nombreux dans lesquels l'agent caustique suffit à lui seul pour la guérison. Le traitement de l'herpès réclame, ainsi que celui des autres genres morbides de la même classe, l'application des principes que nous avons développés dans notre chapitre sur la *dépuration*. Ici nous sommes forcé de revenir aux opinions des humoristes : leur théorie peut être, sous beaucoup de rapports, taxée d'exagération et même d'erreur ; mais ce n'est pas une raison pour refuser d'admettre les faits constatés qui s'y rattachent. Les cas de dépuration naturelle et spontanée sont trop nombreux pour ne pas avoir fixé l'attention de tous les praticiens : on en rencontre à chaque pas dans le cours des maladies aiguës ; la terminaison heureuse de certaines maladies chroniques ne reconnaît souvent pas d'autre voie que celle d'une évidente dépuration. Dans chacun de ces actes, la nature agit à découvert ; elle arrive constamment à son but, soit en profitant d'une saison favorable ou de meilleures conditions hygiéniques pour réveiller l'organisme de son engourdissement et imprimer à toutes les sécrétions une activité nouvelle, soit en concentrant sa principale influence sur un ou plusieurs appareils dépurateurs disposés à la subir et à devenir ainsi, pour les principes virulents, une voie de salutaire élimination. Or, avons-nous autre chose à faire lorsque, substituant l'art à une nature inerte ou impuissante, nous voulons atteindre au même résultat ? Ne trouvons-nous pas, dans les toniques et les excitants sagement combinés, de précieux moyens pour imprimer à certaines constitutions détériorées par la maladie ou un mauvais régime, une secousse favorable à l'intégrité fonctionnelle, de même qu'à l'aide de médicaments spéciaux et concentrant leur action sur tel système ou appareil organique, nous forçons ces derniers à livrer passage aux principes superflus ou nuisibles ?

N'est-ce pas cela qui résulte de l'emploi des sudorifiques, des purgatifs, des diurétiques, des emménagogues ? Je ne connais contre les dartres aucun médicament qui mérite le titre de *spécifique* ; mais j'affirme, sans crainte d'être démenti par l'expérience des faits, que le moyen le plus certain et le plus rationnel de triompher de leur constante opiniâtreté consiste à les combattre non par tel ou tel agent thérapeutique isolé, mais en réunissant contre elles une série d'influences médicamenteuses coordonnées de manière à concourir au but commun qui est la *dépuration*; ainsi donc point de *remède antidartreux*, mais seulement des *traitements antidartreux*. Dans toute médication de ce genre, il faut tenir compte de la valeur des indications thérapeutiques; leur importance reste subordonnée au choix de l'appareil dépurateur auquel on veut confier l'élimination morbide, lequel choix dépend lui même de l'état présent de la constitution et de l'examen des prédispositions organiques. Admettons, par exemple, plusieurs personnes affectées d'herpès squammeux (psoriasis) ou vésiculo-squammeux (eczéma), que chez tous les malades l'affection dartreuse est ancienne, constitutionnelle ou même héréditaire, que l'action des topiques n'a eu d'autre résultat qu'une suspension dans la marche de la maladie ou une guérison temporaire, il y aura nécessité de recourir à un traitement plus efficace, qui devra être, d'après l'opinion que nous venons d'émettre, une médication générale dépurative; mais on peut affirmer d'avance que la même méthode ne conviendra pas à tous les malades; que quelques-uns, avant d'en commencer aucune, auront besoin de perdre par des évacuations sanguines, des bains, des tisanes, un régime plus ou moins sévère, etc., les attributs exagérés d'un tempérament pléthorique sanguin, d'où résulte pour les organes un état d'éréthisme habituel incompatible d'une part avec l'équilibre fonctionnel, de l'autre avec l'influence médicamenteuse; tandis que d'autres devront à des conditions opposées, l'anémie et l'épuisement, la même inaptitude à profiter du traitement le plus rationnel, et auront besoin d'user quelque temps des toniques aidés d'un régime alimentaire fortifiant, d'une habitation saine et bien aérée, etc., avant de recourir à des moyens spéciaux et mieux appropriés à la nature de leur maladie. Il suit de là que les toniques et les excitants ne sont pas plus, dans notre manière de voir, des agents dépurateurs, que les saignées, les bains et ce qu'on est convenu d'appeler remèdes adoucissants; cependant il arrive que ces moyens suffisent à la dépuration. On conçoit que cela puisse avoir lieu toutes les fois que l'organisme, débarrassé par les antiphlogistiques d'un éréthisme oppresseur ou ranimé par une hygiène fortifiante, retrouve dans l'équilibre et l'énergie fonctionnelle les éléments d'une dépuration spontanée; mais dans les dartres ces résultats heureux, obtenus par les seules forces de la nature, sont plus rares qu'on ne le pense généralement, et le praticien doit principalement compter pour la guérison sur l'énergie d'une médication bien dirigée.

Si, l'organisme ramené aux conditions d'équilibre fonctionnel, il ne se manifeste aucune tendance vers une dépuration spontanée, c'est-à-dire aucun amendement dans l'affection dartreuse, c'est alors qu'il faut la provoquer, en s'adressant, comme nous le disions tout à l'heure, à celui des appareils de sécrétions et d'excrétions qui se montrera le plus disposé à subir l'action des médicaments : chez l'un ce sera l'appareil urinaire, chez un autre le tube digestif; chez un troisième, il suffira d'agir directement sur la peau pour arriver au même résultat. Mais alors la médication, loin d'être limitée aux seuls points malades, comme elle le serait par l'action des topiques, devra au contraire s'exercer sur toute la membrane tégumentaire. Les sudorifiques ne sont pas les seuls agents qui aient la faculté de modifier en les exaltant les fonctions cutanées ; il existe pour cette membrane d'autres éléments modificateurs et de stimulation : en tête se trouvent les préparations arsenicales, puis celles sulfureuses et alcalines. Les premières, introduites dans la thérapeutique des dermatoses par Girdlestone de Yarmouth, réclament beaucoup de prudence dans leur administration et peuvent, dans des mains inhabiles ou inexpérimentées, provoquer de graves accidents. Nous n'avons pas à signaler ici les services que rendent chaque jour dans la pratique les médications sulfureuses et alcalines ; il n'est pas de médecin qui n'ait eu l'occasion d'en constater les bons effets. Inutile d'ajouter qu'elles ne peuvent être indifféremment employées l'une pour l'autre. Si les dartres furfuracées et squammeuses sèches réclament de préférence l'emploi des sulfureux, il n'en est pas de même des herpès vésiculo-squammeux et pustulo-crustacé (eczéma, impetigo); ici l'emploi des alcalins est d'une évidente supériorité. Ce que nous disons là s'applique aux eaux minérales ausi bien qu'aux préparations artificielles. C'est pour ne pas tenir compte de ces distinctions toutes d'expérience et de pratique, que tant de malades voient leur état s'aggraver et se trouvent forcés de renoncer aux traitements sur lesquels on avait fondé les plus belles espérances.

Il est rare qu'une médication générale, basée sur les prédispositions organiques et par-dessus tout sur la nature de l'*entité morbide*, ne réponde pas au vœu du praticien et aux désirs du malade; mais il arrive assez fréquemment, surtout dans les dartres anciennes et négligées, qu'on rencontre dans les parties affectées des altérations de tissu assez profondes pour empêcher la peau de reprendre son état normal, bien que tout vice herpétique ait été éliminé. C'est alors qu'il faut y joindre l'action d'un certain ordre de moyens locaux, qu'il est bon d'étudier dans chacun des genres de cette classe.

Nous n'en finirions pas s'il fallait consigner ici les topiques préconisés dans le traitement externe de l'herpès; nous dirons seulement que le soufre , le goudron et le mercure, diversement combinés, fournissent des préparations souvent utiles dans l'herpès furfuro-squammeux ; que les alcalis réussissent mieux généralement dans l'herpès vésiculo-squammeux (eczéma, dartre humide), et que, dans certains cas, on ne peut en obtenir la guérison qu'à l'aide de cathérétiques , en tête desquels nous mettrons le nitrate d'argent.

B. Dans le *varus*, le traitement local reçoit du siége anatomique une importance toute particulière, et cette importance varie elle-même en raison de l'espèce morbide, laquelle représente un degré différent de la maladie. Dans le varus sébacé et pustuleux-miliaire, ainsi que dans la couperose, les vaisseaux sanguins du visage et les follicules sébacés ne subissent qu'un degré d'irritation qui n'altère en rien leur texture et leur permet de reprendre quelquefois spontanément, plus souvent par la seule influence du traitement dépuratif, leurs conditions naturelles. Mais il n'en est déjà plus de même dans le varus pustuleux chronique, et surtout dans le varus tuberculo-pustuleux de certaines régions (mentagre, sycosis). Dans le premier cas, les parois folliculeuses, distendues outre mesure et pendant une durée trop longue, se sont amincies au point de perdre toute leur élasticité, et l'humeur sébacée peut ainsi rester indéfiniment dans un état d'accumulation passive ; alors ce n'est qu'en stimulant énergiquement l'orifice folliculeux qu'on peut mettre en jeu la contractilité de l'utricule sébacée et la débarrasser du produit qui la distend et l'énerve. On conçoit que dans ce cas la guérison peut être obtenue par la seule rétraction du follicule et sans qu'il en résulte aucune cicatrice. C'est contre ces espèces de varus qu'on se trouve si bien de certaines lotions minérales sulfureuses, que M. Dauvergne de Valençoles préconise le sulfate de fer en dissolution ou en pommade, mélangé avec le charbon, etc., etc. Mais lorsque l'humeur sébacée s'est accumulée dans le follicule au point de rompre ses parois ramollies par une violente inflammation, comme cela s'observe dans les varus graves et anciens, il en résulte des tumeurs formées aux dépens communs du sac folliculeux et des paquets celluleux voisins, et la guérison ne s'obtient plus alors que par le mode particulier aux abcès phlegmoneux et en laissant après elle une cicatrice indélébile. C'est le cas de hâter la guérison en pratiquant sur le sommet des petites tumeurs de fréquentes cautérisations, soit avec la pierre de nitrate d'argent, soit, ce que nous employons avec un avantage presque constant, au moyen d'un pinceau à miniature dont la pointe est imbibée d'une solution saturée de foie de soufre. Dans le numéro de mai 1843 du *Bulletin général de thérapeutique*, nous avons le premier fait connaître ce topique comme moyen de traitement externe des affections vareuses, et dans notre travail sur la cautérisation (*Revue médicale* , septembre 1845), nous exposons avec détail son mode d'application.

C. Sans nier qu'il existe, entre l'achore des jeunes enfants et la *mélitagre* ou impetigo des adultes, des rapports de siége anatomique, et partant de forme éruptive, je n'admets pas cependant qu'on puisse regarder la mélitagre comme une simple répétition de l'achore. L'une et l'autre affection se rencontrent, il est vrai, chez des sujets doués à un haut degré du tempérament lymphatique; mais dans l'enfance la sécrétion albumineuse est, le plus souvent, un bénéfice de nature qu'il y aurait danger à supprimer brusquement, tandis qu'il y a toujours avantage à combattre, dès son principe, la croûte mélitagreuse; car le mal, une fois passé à l'état chronique, présente les mêmes indications; mais aussi les mêmes difficultés de traitement que les autres genres dartreux. C'est donc à la thérapeutique qu'il nous faut encore demander la sanction de nos distinctions nosologiques et le maintien de la mélitagre dans la classe des dartres. Avant de terminer sur cette affection, nous devons dire que le meilleur traitement local consiste dans des lotions *ioduro-sulfureuses* dont le degré de concentration doit nécessairement varier en raison du caractère plus ou moins aigu de l'éruption. Ce moyen agit d'une manière si prompte et si heureuse, qu'il m'a souvent réussi, pendant mon internat à l'hôpital Saint-Louis, à faire disparaître, dans l'espace d'une semaine, les caractères distinctifs d'éruptions mélitagreuses fort étendues.

5° Si les dartres constituent des maladies remarquables par leur opiniâtreté et l'influence plus ou moins fâcheuse qu'elles exercent sur les relations sociales, du moins ne compromettent-elles l'existence que dans quelques cas

exceptionnels, et lorsqu'à une complète négligence le malade joint de fréquents écarts de régime. Il n'en est pas de
même des redoutables affections réunies dans notre groupe
des *dégénérescences*. Personne ne se fait illusion sur la gravité du cancer et des lèpres : nous ne pouvions méconnaître la nécessité de les diviser en deux séries bien distinctes, car, entre autres nuances, le cancer ne détruit pas
comme la lèpre, et ce dernier, attaqué dans son début, offre
encore quelque chance de guérison.

A. Fallût-il admettre, avec l'illustre Boyer, que la *carcine* a pour caractère pathognomonique l'*incurabilité*, et
que les prétendus cancers guéris par l'opération ou le
caustique étaient de simples tumeurs fibreuses ou autres, il
n'est pas moins démontré pour nous que des carcines bien
constatées et longtemps abandonnées à elles-mêmes ont été
suivies, après l'opération, des apparences de la santé la plus
florissante, souvent pendant plusieurs années, et parfois
jusqu'au terme de la carrière des individus. Dans bien des
cas la carcine est évidemment une affection locale; elle
constitue, en quelque sorte, un corps étranger que l'inflammation simple est tout-à-fait incapable de faire naître. Sans
entrer ici dans l'examen des éléments anatomiques du
cancer, sans contester à MM. Beauperthuy et Adet de Rose-
ville l'existence d'animalcules particuliers dans tout produit cancereux, et tout en reconnaissant, avec M. Velpeau,
que le principe de la carcine, quelle que soit sa nature,
peut circuler dans le sang et se mêler à nos humeurs, il
nous était impossible de ne pas séparer des genres morbides cutanés précédents, une affection toujours mortelle
une fois que les vaisseaux absorbants ont introduit dans
l'organisme quelques-unes de ces parcelles constitutives,

et dont le seul moyen de guérison consiste à séparer toute la partie affectée par l'instrument tranchant ou le caustique ; car, sans nier les bons effets de la compression dans le traitement de certaines tumeurs cancéreuses, nous n'oserions jamais la conseiller comme moyen curatif, lors même qu'elle serait aidée de l'hygiène la mieux entendue. Dans la carcine, tous nos conseils sur la dépuration et les dépuratifs pourraient avoir pour résultat de retarder, et peut-être même d'empêcher l'infection diathésique, ce qui serait déjà beaucoup, il est vrai ; mais, dans l'état actuel de la science, on ne serait nullement excusable de s'en tenir à ces seules indications : un traitement local énergique est indispensable, et le praticien, en y recourant, doit encore craindre de l'appliquer avec trop de timidité et de ne pas l'étendre à tous les points affectés. C'est le cas de répéter ce que nous avons déjà dit à propos du charbon et de la pustule maligne, que, *pour faire assez, il faut aller au delà de ce qui semble nécessaire.* La trop célèbre discussion sur les tumeurs fibreuses , soutenue l'année dernière à l'Académie de médecine, n'a rien changé à nos convictions; l'usage du suc de mancenillier (hippomane mancinella), rappelé par le docteur Germon, n'est appuyé d'aucun fait concluant. D'un autre côté, cette substance réclamerait dans son emploi les plus grandes précautions, à cause des accidents graves qui résulteraient de son absorption. Qu'attendre de la créosote, préconisée par M. Marchal de Lorquin, qui ne cite à l'appui de son travail qu'un fait incomplet, en ce que la maladie a été conjointement traitée par la cautérisation? Disons donc, en terminant, que dans l'état actuel de la science, et à moins que M. Jobert ne démontre, par de nouveaux faits, qu'il est possible d'arrêter la dégénérescence cancéreuse par la ligature des vaisseaux sanguins et la section des filets nerveux qui se distribuent à la partie malade, la médecine peut restreindre les ravages du cancer et en reculer la fatale terminaison, mais qu'au chirurgien seul appartient sa cure radicale.

B. Pouvait-on distraire de cette classe les *lèpres*, pour lesquelles nous n'avons même plus ces faibles chances de guérison ? Le premier genre qui se présente à notre examen est la *leuce*, cette lèpre des Juifs que Moïse a si bien décrite, que M. le docteur Mayo confond, dans ses *Éléments de pathologie*, sous le titre de *Gangrène blanche*, et dont nous avons pu observer, à l'hôpital Saint-Louis, un cas des plus remarquables. Consigner cette observation dans notre *Nouveau manuel des dermatoses* était donner la meilleure description possible de cette redoutable maladie, autrefois endémique, chez certains peuples, et devenue si rare de nos jours. Parmi les accidents généraux déterminés par le développement des plaques lépreuses, prédominèrent constamment ceux des affections typhoïdes; aucun effort ne put enrayer leur marche, et bien que le sujet ait quitté l'hôpital dans une période d'intermittence et d'atténuation, nul doute qu'il ait succombé depuis à de nouvelles attaques.

C. Si l'expérience ne démontrait pas l'insuffisance et l'inutilité des remèdes contre le *molluscum* ou spiloplaxie parvenu à une certaine période, on serait tenté de croire, en ouvrant sur ce chapitre les livres des thérapeutistes, que cette lèpre ne présente aucun des caractères sur lesquels est basée notre classe des dégénérescences : à ce sujet, les Anglais préconisent le calomel; d'autres les sulfureux et les alcalins, les douches, les cautérisations avec le nitrate d'argent, le tout aidé, non de la castration proposée par Ambroise Paré, mais d'un régime fortifiant. Je ne nie pas que ces différents moyens, employés dès le début et avec une énergie convenable, ne puissent enrayer la marche du molluscum et peut-être même, dans nos climats, en effacer complétement les premières influences; mais si les auteurs diffèrent sur la nature et le point de départ de la maladie, que les uns regardent comme une simple hypertrophie du tissu cellulaire sous-cutané, d'autres comme une hypertrophie folliculeuse, et M. Gruby comme une sécrétion supplémentaire de la cholestérine que devraient évacuer les voies biliaires, etc., aucun d'eux ne se fait illusion sur la gravité du mal, qu'il a fallu toujours abandonner à lui même, et que nous continuerons de regarder comme une lèpre à marche plus lente, à symptômes moins alarmants, mais offrant la même incurabilité, et, dans beaucoup de cas, la même terminaison que les autres espèces.

D. La distinction que nous avons toujours établie entre l'*éléphantiasis* des Arabes et celui des Grecs se trouve justifiée par la thérapeutique de ces affections. On conçoit que le premier, qui n'est que le résultat d'un obstacle mécanique à la circulation veineuse et lymphatique (MM. Bouillaud, Rayer, Gaide, Fabre, etc.) dans une partie du corps, et plus souvent un membre, ait, en raison des difficultés que l'obstacle éprouve à s'établir, une marche lente, périodique, à forme angioténique; que les tubercules ou autres déformations cutanées ne se manifestent que dans les dernières périodes de la maladie; qu'on ait pu observer quelques guérisons spontanées; qu'une médication appropriée, tels que compression, douches de vapeur, excitants du système circulatoire employés localement et à l'intérieur, etc., ait amené de bons effets ; qu'il n'y ait aucun doute à élever sur les succès obtenus par la résection des parties malades ; que l'opération, en cas d'insuffisance des moyens ordinaires, reste une ressource précieuse et presque certaine, lorsqu'il est possible de la pratiquer au-dessus de l'obstacle même ; les succès obtenus par MM. Gaëtani (du Caire), et Pruner, professeur d'anatomie à l'école d'Abouzabel, ne laissent aucun doute à cet égard : nos chirurgiens nous ont offert plusieurs cas d'une complète réussite, et nous avons été témoin de celui qu'a récemment obtenu M. le docteur Lenoir à l'hôpital Necker. Un fait cité par M. le professeur Nœgèle prouve que l'on ne doit pas reculer devant l'amputation, lors même qu'on ne peut la pratiquer qu'au milieu des tissus indurés.

Mais, contre l'éléphantiasis des Grecs, on n'a même plus cette ressource de la mutilation : c'est que, dans cette affection, qu'on n'a pas toujours su distinguer de la précédente, il y a dès le principe altération des centres nerveux, et la dégradation de la peau n'est que l'image apparente d'un état semblable et commun à toutes les parties de l'organisme ; ce mal affreux commence tel qu'il se termine, par l'*insensibilité*. Contre ses ravages échouent tous les préceptes de l'hygiène, les médications les plus énergiques, l'arsenic lui-même, et le malade finit toujours par succomber après avoir subi les horreurs d'une lente agonie : telle a été la triste fin d'une personne à laquelle je m'intéressais vivement, et auprès de qui furent appelés les confrères les plus justement recommandables et les plus compétents en pareille matière.

E. On sera peut-être surpris de nous voir rattacher la

pellagre à la classe des lèpres; mais l'étonnement cessera bientôt si l'on réfléchit au caractère endémique de cette affection, toujours redoutable, même dans nos climats, comme nous en avons eu récemment la preuve, lorsqu'elle n'est pas traitée dès son début. Rien, à notre avis, ne peut justifier Alibert d'avoir rattaché la pellagre au genre *érythème*. Ici, en effet, l'eczémation cutanée n'est qu'un phénomène tout secondaire : c'est dans les centres nerveux qu'il faut chercher les principaux désordres ; le mal ne se développe qu'au milieu des causes d'affaiblissement et de démoralisation ; à l'autopsie, des lésions plus ou moins graves se rencontrent dans la plupart des organes, et l'impuissance de l'art, une fois que la pellagre a dépassé certain degré, vient ajouter encore à ses traits de similitude et d'analogie avec les affections lépreuses.

6° L'ordre des *scrofules* est un des plus naturels de notre cadre nosologique; au fond de chaque altération se trouve avons-nous dit, un élément commun, la *matière tuberculeuse*. Il serait certainement fort curieux de pouvoir saisir le tubercule à son origine, de le suivre dans ses différentes transformations jusqu'à sa déliquescence, qui nous paraît son terme final; malheureusement, sous ce rapport, la science ne possède que des hypothèses; mais, ce qui est positif, c'est que le tubercule est l'élément primitif et principal de toute scrofule confirmée; que la matière tuberculeuse n'est le résultat d'aucune sécrétion, mais bien un produit nouveau que certaines constitutions admettent plus facilement que d'autres, autour duquel la nature établit parfois un travail isolateur, dont l'organisme se débarrasse souvent de lui-même aux époques de turgescence vitale, telle que la puberté, et contre lequel

le thérapeutiste, manquant d'action directe et annihila-
trice, n'agit qu'au moyen des forces vitales, qu'il s'attache à maintenir dans un degré constant d'activité et
d'énergie.

Il est certain que l'action médicamenteuse est ici puissamment aidée par une bonne hygiène : la respiration d'un
air salubre, une habitation spacieuse et bien exposée, une
alimentation fortifiante, sont de précieux adjuvants des
sels de baryte, des préparations iodurées simples, opiacées
ou ferrugineuses, des feuilles de noyer, des huiles de foie
de morue, de raie ou autres. Nous n'avons pas à établir
ici de préférence entre ces divers médicaments : tous peuvent rendre, dans des conditions appropriées, d'importants services au praticien ; mais, nous ne craignons pas
de le répéter, chacun d'eux puise un surcroît d'énergie et
d'efficacité dans l'application des préceptes hygiéniques,
et ces derniers suffisent dans bien des cas à la guérison.

A. Dans la *scrofule vulgaire*, le traitement local, tout secondaire qu'il est, n'a d'autre but, dans la majorité des
cas, que de réveiller la vitalité des parties malades : c'est
dans ce sens qu'agissent les cautérisations avec le nitrate
d'argent, les topiques sulfureux, alcalins, iodurés ou autres.

B. Dans l'*esthiomène* (lupus), nous reconnaissons, avec
MM. Boucher (du Rhône) et Scipion Payan (d'Aix), que
la médication locale a plus d'importance. La rapidité avec
laquelle s'étend, chez beaucoup de sujets, l'ulcération scrofuleuse, fait une loi de ne rien négliger pour en arrêter les
progrès. Le mal est ici généralement plus limité, c'est
pourquoi l'on peut espérer de s'en rendre maître en
l'attaquant avec énergie, et mettre ainsi le reste de l'éco-

nomie à l'abri de sa funeste influence. Il est évident que,
dans certains cas d'esthiomène, lorsque le tubercule qui le
caractérise apppraît chez un sujet exempt de tout autre
signe de scrofule, on peut jusqu'à un certain point l'assi-
miler à la carcine cutanée et l'attaquer, comme cette dernière, par le fer et le caustique ; mais lorsque le mal n'est
plus à son début et qu'au produit tuberculeux a succédé
l'ulcération, on se trouve mieux généralement de convertir
les surfaces érodées en ulcères de bonne nature, au moyen
du styrax ou de tout autre suppuratif; tel est l'effet de
notre pommade anti-esthiomène, dont la recette est insérée
dans tous les formulaires, et que nous avons appliquée
plusieurs fois avec un extrême bonheur dans le service
d'Alibert et depuis notre internat.

7o La preuve la plus éclatante de notre fidélité à classer
les affections de la peau d'après la loi des analogies morbides, ressort évidemment des indications thérapeutiques
fournies par chacun des groupes précédents ; et ce qui démontre que cette voie d'examen et de contrôle nous conduit au but proposé, c'est qu'elle devient contre nous-
même la base d'une objection à propos de l'ordre des
scabies. En effet, chacun sait que le traitement de la gale
est tout local, que les métastases de cette dermatose parasite
sont des chimères n'ayant de réalité que dans les livres,
et jamais observées au lit des malades; que le meilleur
remède est celui qui tue le plus rapidement l'*acarus*,
agent unique de la maladie, et dont la présence sous l'é-
piderme est toujours un fait accidentel et de contagion ;
qu'il en est à peu près de même du *prurigo pédiculaire*, bien
que ce dernier soit plus commun chez les êtres naturellement chétifs et détériorés par la misère; mais que la simi-

litude disparaît à propos du *lichen* ou prurigo lichénoïde.
Dans cette dernière espèce, la maladie du corps papillaire
ne tient à la présence d'aucun parasite ; sa persistance pro-
voque ou entretient des lésions sympathiques internes plus
ou moins graves ; son traitement se rapproche de celui des
dartres, et pour le laisser dans la classe des scabies, nous
n'avons d'autre motif que la vive démangeaison qui l'accompagne constamment et devient pour les malades une
cause de souffrance portée quelquefois jusqu'au suicide :
c'est le second obstacle à la parfaite unité de notre classification ; le seul moyen de les faire disparaître serait
de former, avec le *favus*, la *gale* et le *prurigo pédiculaire* une classe distincte sous le titre de *dermatoses
parasites*, rattachant le lichen aux dartres ou aux hypertrophies. Mais l'état de la science ne permet pas encore
cette transposition, et, d'autre part, le médecin attentif
remédiera toujours facilement aux conséquences thérapeutiques qui pourraient résulter de ces quelques anomalies.

8° Quant à l'ordre des *hémorrhagies cutanées*, qu'il serait
si important d'éclairer par des notions positives et complètes sur la nature et la composition du sang (voyez An-
dral et Gavarret, Becquerel et Rodier, Léonard et Hol-
let, etc.), les affinités des deux genres qui le constituent
(*péliose* et *pétéchie*) sont d'une évidence telle, que les partisans de Willan se montrent les premiers à la reconnaître
et à la proclamer. Une plus longue digression à leur sujet
serait donc pour le moins inutile.

9° Il n'en est pas de même de l'ordre des *lésions pigmentaires*. Les affections qu'il réunit ont pour siége anatomique l'organe sécréteur de la matière colorante que nous

savons être la membrane pigmentale, membrane à doubles
fonctions, élaborant d'une part les éléments des substances
épidermoïdes et cornées ; de l'autre, cette couche diverse-
sement nuancée qui sépare et distingue les races humaines
ainsi que les individus. Malheureusement la science ne
possède que des notions bien vagues sur la nature intime
et la manière dont s'exécutent les fonctions de cette membrane ; aussi, rien de plus obscur que l'étiologie de ses différentes altérations. Ne soyons donc pas surpris de voir
répondre à des conditions aussi défavorables une médication presque toujours vague et incertaine.

A. Le *pannus*, dont il faut rapprocher la *pinta* du Mexique, sur laquelle M. Samuel Nicellan nous a laissé de précieuses notes, est presque toujours incurable, lorsqu'il est
congénial, ou lorsque, survenu après la naissance, il s'est
développé spontanément et avec lenteur. S'il apparaît, au
contraire, brusquement, et surtout s'il coïncide avec une
altération organique interne (laquelle est presque toujours, dans ce cas, une lésion plus ou moins grave du foie
ou de ses annexes), les chances de guérison sont moins
incertaines ; mais le plus sûr moyen de les rendre favorables est d'agir directement sur l'organe dont le pannus
n'est alors qu'un symptôme concomitant et sympathique.

Il est un pannus accidentel, celui qui résulte de l'usage
interne du nitrate d'argent, sur lequel le thérapeutiste a
plus de prise. Si l'on en croit M. Graham (d'Édimbourg),
l'iodure de potassium, pris à l'intérieur ainsi qu'en frictions, serait en pareil cas un sûr moyen de guérison. Je
n'ai pas eu l'occasion de vérifier cette assertion qu'adopte
également M. le docteur Patterson. De son côté, M. Dauvergne de Valençole préconise l'usage du goudron ;

M. Hoffmann, les frictions avec le bi-iodure de mercure. Quoi qu'il en soit de ces opinions, je suis forcé d'avouer que mes efforts ont échoué contre tous les cas de pannus que j'ai rencontrés exempts de lésions internes; mais aussi j'ai vu guérir rapidement, et à l'aide des moyens les plus simples, des affections du même genre, survenues en même temps qu'une inflammation des premières voies digestives contre laquelle, du reste, j'avais dirigé mes premiers et mes principaux efforts de traitement.

B. *L'achrome* ou vitiligue, dont la présence dénote, dans l'appareil sécréteur de la matière colorante, des conditions opposées à celles du pannus, c'est-à-dire une diminution plus ou moins notable de vitalité et de sécrétion, est encore moins accessible à l'action des médicaments; sa présence est généralement un signe de faiblesse et de cachexie. Les albinos, à telle espèce qu'ils appartiennent, sont remarquables par la petitesse de leur taille, l'exiguité de leurs membres. On sait combien la douleur énerve et paralyse les fonctions organiques; rien n'est donc moins surprenant que de voir, sous l'influence d'une violente impression de l'âme, survenir brusquement des décolorations partielles, soit du système pileux, soit de la surface même de la peau (témoin l'infortunée reine Marie-Antoinette, témoin la nommée Pérat, femme Leclerc, citée devant la chambre des pairs pour déposer dans le procès Louvel, etc.). L'achrome se rencontre parfois chez les jeunes filles chlorotiques, et dans ce cas peut disparaître de lui-même à mesure que les forces se relèvent. Du reste, lors même qu'il guérit dans ces cas de développement accidentel, c'est moins par l'effet d'un traitement local que sous l'influence d'une tonification de tout l'organisme.

10° L'ordre des *hypertrophies cutanées* nous remet en présence d'affections réclamant un traitement direct dans lequel les moyens chirurgicaux tiennent le premier rang ; mais ici l'inflammation n'est plus, comme dans les dermites, le caractère dominant : c'est principalement sur la partie nerveuse des tissus que se porte l'influence morbide ; c'est pourquoi nous trouvons, à la place des phénomènes d'eczémation compliqués ou non de provocations sympathiques, des altérations de nutrition, des excès de développement soit de la totalité, soit de quelque partie seulement de la trame cutanée. A ce groupe ce rattache :

A. Sous le titre d'*hypertrophie simple*, la dermatolysie d'Alibert. On en trouve des exemples fort remarquables dans la monographie des dermatoses, et MM. les docteurs Le Marchand et Job, à Meeckren, en rapportent deux cas peut-être plus singuliers encore. Quelles que soient d'ailleurs l'étendue et la forme de cette bizarre affection, elle reste sans influence sur les fonctions des autres organes, elle ne gêne que par son poids et l'embarras qu'elle donne pour le soutenir ; et si le malade, fatigué des moyens de contention, veut tenter une cure radicale, la seule ressource qu'il ait pour y parvenir est la résection.

B. Comme autant d'*hypertrophies capillaires*, le nævus, la tumeur érectile et la kéloïde.

Qu'oppose-t-on aux deux premiers genres que nous regardons comme deux degrés différents d'une seule et même altération, si ce n'est les moyens de les détruire soit par excision, soit par broiement, soit par suppuration ? Les astringents n'en procurent presque jamais la résolution ;

on finit toujours par en venir soit à l'acupuncture du professeur Lallemand, soit aux aiguilles rougies de Macilwain. La ligature et le séton peuvent encore être employés avec avantage, de même qu'on a obtenu des guérisons en instillant ou même en injectant dans la tumeur soit la créosote étendue d'une certaine quantité d'alcool, ou quelques gouttes d'huile de croton, etc. J'ai vu chez de jeunes enfants qui n'avaient pas encore été vaccinés, de beaux succès obtenus à l'aide de la vaccination pratiquée de manière qu'une couronne de boutons circonscrivît la tumeur vasculaire. Quel que soit, au reste, le procédé mis en usage, le but est le même. Quand on ne peut attaquer directement le tissu dégénéré par le caustique ou l'instrument tranchant, on doit en déterminer l'inflammation, certain d'obtenir ainsi, après un ramollissement passager, l'induration et la rétraction. Mais, dans aucun cas, on ne doit perdre de vue que l'hypertrophie vasculaire est parfois susceptible de dégénérescence, et qu'une cause fréquente de cette condition toujours redoutable, est le retour répété d'inflammations artificielles insuffisantes pour la guérison.

Ces dernières réflexions s'appliquent également à la *kéloïde*, maladie qu'on rencontre plus communément chez les femmes et les individus lymphatiques, dont la marche est toujours très-lente, et qui constitue bien plutôt un désagrément physique qu'une maladie réelle.

C. L'*hypertrophie tuberculeuse* ou *verrue*, qu'elle soit sessile ou pédiculée, réclame un traitement bien connu du vulgaire et dont les moyens ne sont autres que ceux qui viennent d'être énumérés.

D. Il en est de même des *hypertrophies accidentelles* ou

productions cornées, qu'on adopte ou non sur leur mode de développement les explications du docteur Erasme Wilson.

11° Enfin, l'ordre des syphilides vient clore de la manière la plus heureuse, par l'étroite analogie de ces différents genres et la similitude du traitement qu'ils réclament, l'examen confirmatif auquel nous soumettons notre classification.

A. Par rapport à la *syphilis*, nous n'avons pas à entrer ici dans les discussions encore pendantes sur la nature du principe vénérien : nous ne mettons en doute ni son existence ni sa propriété contagieuse ; les formes diverses et toutes bien arrêtées par lesquelles il se manifeste, dépendent de la texture des parties qui subissent son action : nous n'attachons à leurs différences qu'une valeur secondaire ; chacune d'elles est l'indice certain de la présence d'un principe morbide identique contre lequel l'expérience de plusieurs siècles a démontré que le mercure et ses diverses préparations restaient le plus sûr moyen de guérison. Nous ne voulons pas nier ici les services incontestables rendus à la thérapeutique dans les cas de syphilis secondaire ou tertiaire par l'iodure de potassium; mais avant l'usage aujourd'hui si répandu de ce médicament, ces affections cédaient fréquemment à l'emploi du mercure ; et si l'administration de ce précieux métal qui peut, je l'avoue, entraîner, dans des mains imprudentes ou inhabiles, de graves inconvénients, ne nous inspire aucune des craintes que semblent éprouver ses détracteurs, c'est que nous l'avons vu répondre constamment à notre attente, et améliorer avec une promptitude souvent merveilleuse les symptômes de syphilis les plus graves et les plus alarmants.

B. Qu'on lise avec attention ce que les auteurs rapportent du *mycosis*, appelé encore *pian* ou *épian*, *yaws*, *frambœsia* , et l'on verra si nous avons eu tort ou raison de rattacher ce genre exotique à notre classe des syphilides; ce qu'il nous importe surtout de constater ici, c'est la similitude du traitement : les sudorifiques et le mercure en constituent la base. S'il avait pu d'ailleurs nous rester quelques doutes à cet égard, ils seraient depuis longtemps dissipés par plusieurs cas de pian fort remarquables observés à l'hôpital Saint-Louis, et qui tous guérirent par un traitement mercuriel bien administré.

C. Nous en dirons autant du *radesyge* ou lèpre du Nord que des auteurs confondent avec l'éléphantiasis. Du reste, cette affection aurait besoin d'être étudiée de nouveau : elle est fort répandue en Suède, en Norwège, en Scandinavie; ses ravages sont rapides; son action, comme celle de la siphilis, se porte successivement sur les systèmes dermoïde, muqueux, puis sur les os eux-mêmes. Le mercure, la squine, le gaïac et la salsepareille sont encore ici la base du traitement; mais les effets obtenus ne sont pas assez constants ni assez salutaires pour ne pas conclure à l'utilité de nouvelles recherches.

Là s'arrête notre tâche : nous l'avons accomplie dans toute la sincérité de nos convictions. Libre de toute prévention, nous avons également repoussé toute préférence exclusive : l'observation et l'expérience des faits nous ont seules dirigé : nous avons vu rentrer sans efforts dans notre cadre nosologique les nombreuses affections soumises à notre examen ; chacun de nos ordres a pour base les caractères morbides les plus essentiels et les plus constants. Ne nous est-il pas permis de conserver le légitime espoir que notre classification sera reçue comme l'expression d'une pensée logique et d'une utilité pratique incontestable ?

FIN.

TABLE

DES MATIÈRES.

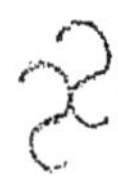

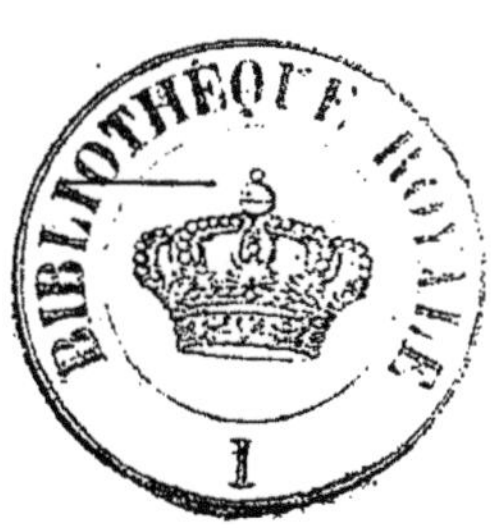

BIBLIOTHÈQUE ROYALE
1